T d ⁶⁵⁄₆₀

ESSAI

SUR LES FIÈVRES INTERMITTENTES,

et spécialement

Sur les Fièvres endémiques de la Basse-Seine,

Par le Docteur LÉGAL, d'Harfleur.

ESSAI

SUR LES

FIÈVRES INTERMITTENTES

ET SPÉCIALEMENT

Sur les FIÈVRES ENDÉMIQUES de la BASSE — SEINE,

PAR

Le Docteur **LÉGAL**, d'Harfleur.

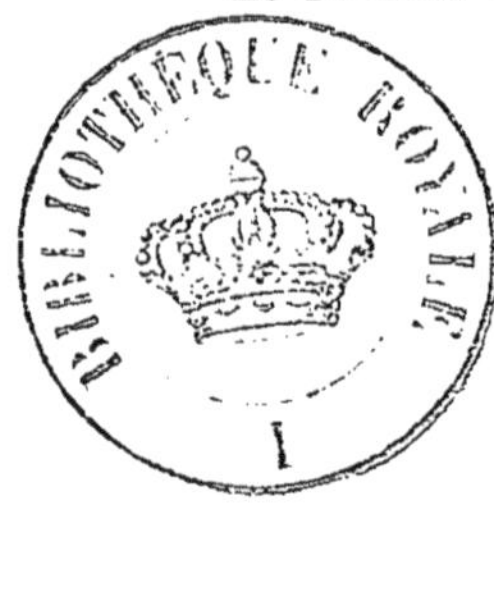

INGOUVILLE, ROQUENCOURT, IMPRIMEUR.

1845.

PRÉFACE.

En publiant les résultats de mes observations sur les Fièvres Intermittentes, je n'ai d'autre intention que d'apporter quelques renseignemens sur un sujet bien vaste et encore rempli d'incertitude. Si les considérations, que j'émets, les diminuent et jettent quelque nouvelle lumière sur la nature de ces maladies, mes travaux n'auront point été inutiles, car rien n'est indifférent dans une science qui a pour objet de conserver ou de rétablir la santé des hommes.

Les personnes éclairées, qui voudront acquérir des notions générales sur les Fièvres, pourront lire cet ouvrage avec fruit. La Fièvre est un ennemi au milieu duquel nous sommes tous ; il est bon, dès lors, que les chefs de famille sachent le reconnaître ; informés de ses dangers, ils porteront un œil plus attentif sur son invasion et pourront réclamer les secours avant que le mal ait déjà pris domicle et fait ses ravages.

Non content d'avoir exposé les symptômes des Fièvres et les médications à l'aide desquelles on les guérit, j'ai recherché les causes qui leur donnent naissance et indiqué ce qu'il faut faire pour les détruire. Puissent les moyens que je propose être mis à exécution ; j'espère que leurs effets répondront à mes vœux.

CHAPITRE PREMIER.

Définition et causes des **Fièvres**. — **Froid humide.** — **Variations** quotidiennes de la température. — **Effluves marécageux.** — **Intermittence.** — **Action** des différentes causes des **Fièvres** sur les corps. — **Expérience personnelle à l'Auteur.** — **Médication des Fièvres Intermittentes.**

On donne le nom de Fièvres intermittentes à des phénomènes morbides qui se manifestent, disparaissent et se reproduisent à des époques à peu près régulières, sans laisser aucune trace de leur existence dans les intervalles qui séparent leurs apparitions.

Les fièvres sont produites par le froid humide, les variations quotidiennes de la température, et les effluves marécageux : ces causes agissent par intermittence. Le phénomène de l'intermittence était resté inexpliqué jusqu'à ce jour. Hyppocrate avait dit : « l'intermittence est le caractère des affections produites par les émanations maréca-geuses. » Ce qui ne résout rien, mais constate seulement le fait : toutes les hypothèses qui avaient été émises depuis ce grand homme, pour expliquer l'intermittence des phénomènes fébriles, n'ont rien de satisfaisant. M. Brachet (de Lyon) a eu l'idée de l'attribuer à celle des causes. Cette théorie très-ingénieuse satisfait l'esprit, et, quoiqu'il se rencontre des faits qui y dérogent en apparence, elle suffit dans la majorité des cas.

Les influences du froid humide, les variations quotidiennes de la température, et les effluves marécageux, exercent leur action d'une manière intermittente.

Tous les jours le soleil, en échauffant de ses rayons la surface de la terre, fait passer à l'état de vapeurs une certaine quantité d'eau ; mais ces vapeurs se condensent par le froid, aussitôt que le soleil disparaît de l'horizon, et que le thermomètre descend : les corps sont donc soumis, toutes les nuits, à l'impression d'une atmosphère humide.

La température éprouve, comme je viens de le dire, une variation quotidienne, l'air s'échauffant constamment pendant le jour et se refroidissant pendant la nuit : Ces alternatives de froid et de chaud font éprouver au corps de l'homme des impressions successives et contraires. La même cause agissant tous les jours, les mêmes effets se reproduisent sur ses organes. L'organisme est, d'abord, tout passif ; plus tard, il réagit et ceci détermine les phénomènes fébriles qui, une fois développés, continuent sous l'influence des causes qui les ont fait naître et peuvent, même, se perpétuer en leur absence par l'effet de l'habitude.

Les effluves marécageux agissent de la même manière ; ainsi, leurs émanations sont mises en expansion par la chaleur du jour, puis, le soir, lorsque l'atmosphère vient à se refroidir, elles se condensent avec les vapeurs qui les tenaient en dissolution : elles acquièrent donc toutes les nuits leur maximum d'intensité.

Ainsi, il est évident que les causes qui produisent les fièvres agissent d'une manière intermittente ; que c'est à cette intermittence des causes que l'on doit attribuer celle de ces affections. On peut, cependant, faire des objections à cette théorie ; ainsi, on cite l'exemple d'individus qui, ayant passé une seule nuit dans les marais Pontins, y ont gagné la fièvre. On dit que ces personnes n'ayant subi qu'une seule fois les effets des effluves marécageux n'ont point été soumises à l'action intermittente des causes et ont eu, cependant, la fièvre intermittente, d'où il suit que l'intermittence n'est pas l'effet de l'action intermittente des causes, mais tient à un principe inconnu ; je réponds que cette objection est plus spécieuse que solide, car les individus dont il s'agit avaient, déjà, éprouvé les influences intermittentes de la chaleur du jour et du froid des nuits, circonstances prédisposantes et quelquefois déterminantes de la fièvre, comme je le démontrerai plus tard : Alors, leur séjour momentané dans les marais a été la cause occasionelle. En effet, en Italie, les nuits sont très-froides et les jours très-chauds : par conséquent les variations extrêmes de la température avaient agi sur eux et les avaient prédisposés à la fièvre ; ils étaient donc, en réalité, dans les conditions qui seules produisent souvent la fièvre ; aussi leur séjour dans les marais Pontins, quoique de courte durée, a pu la faire éclater parce qu'ils y étaient déjà prédisposés.

En définitive, la théorie de M. Brachet, à laquelle je reviens, me paraît vraisemblable et, malgré les objections tirées des cas exceptionnels, elle
n'en conserve pas moins une grande force. Si on
l'admet, elle donne la solution d'un problême inconnu jusqu'à ce jour, et elle permet de voir, en
quelque sorte, le mécanisme au moyen duquel la
fièvre se forme, s'organise et se constitue.

Maintenant, je vais examiner comment les différentes causes des fièvres agissent sur les corps.

J'examinerai, d'abord, les effets du froid humide ; je ferai voir qu'exempt d'effluves marécageux
il peut, seul, causer quelquefois des fièvres
intermittentes : par conséquent, on peút le considérer comme étant toujours une cause prédispo-
sante puisqu'il y a des faits incontestables pour
prouver qu'il agit souvent comme cause efficiente.
J'examinerai, plus tard, l'action des variations de
la température et celle des effluves marécageux.

Pour appuyer d'une expérience sa théorie sur
les causes des fièvres, M. Brachet est parvenu à
en créer une factice, en agissant d'après ses principes. Il s'est baigné, sept jours de suite, dans la
Saône, à minuit ; il se couchait ensuite dans un
lit bien chaud ; au froid qu'il éprouvait, en sortant
de l'eau, succédait une grande chaleur, puis des

sueurs abondantes. Ayant cessé son expérience, il ressentit, au moment où il avait coutume de se baigner, un phénomène de refroidissement puis de chaleur et de sueur, en un mot, un accès de fièvre. Les jours suivants, les mêmes phénomènes fébriles eurent lieu. Ils se reproduisirent ainsi, pendant six jours consécutifs, aux mêmes heures et il est probable qu'ils auraient encore continué si on n'était pas venu, la septième nuit, le chercher pour un accouchement. Alors il se leva : en se rendant au lieu où il était demandé, il eut chaud; quand il fut arrivé, il se mit auprès d'un grand feu, pour éviter de se refroidir. La fièvre ne revint pas. Sa disparition s'explique par le trouble que cet exercice apporta dans la marche de la maladie.

De mon côté, j'ai voulu constater sur moi les effets annoncés par M. Brachet. Dans ce but, j'ai pris des bains de rivière à la fin du mois de septembre 1842, par un temps très-froid pour la saison. Je n'aurais pas osé m'y exposer, comme cet expérimentateur, au milieu de la nuit parce que, malgré ma constitution assez forte, je n'aurais pu les supporter : D'ailleurs, le climat froid de notre Normandie rendrait cet acte plus dangereux à Harfleur qu'à Lyon. Le temps était, comme je viens de le dire, considérablement refroidi : toutes les fois que je sortais de l'eau, où je restais une heure à nager, j'étais glacé ; ma peau était bleuâtre ; mes dents claquaient ; tous mes membres tremblaient ; cependant, je persistais avec opiniâtreté. Au dernier bain , j'eus encore plus froid que les autres fois ; j'avais mal à la tête et des douleurs dans tous les membres , ce qui me détermina à me coucher. Je tremblai longtemps dans mon lit ; puis je me réchauffai peu à peu ; j'eus une sueur abondante et, au bout de quelques heures , je me levai parfaitement bien portant. Le lendemain, au moment de me baigner, je fus pris de frissons, d'envie de vomir; je crus que ces envies de vomir étaient causées par l'ingestion d'un verre de cidre que j'avais pris quelques instants avant et qui m'avait paru éventé ; je pensais avoir eu simplement une indigestion. Je me couchai , je tremblai ; mes frissons continuèrent quelque temps, puis je me réchauffai et dormis d'un sommeil tranquille. Je me réveillai sans ressentir le moindre malaise et ne me doutant pas encore d'avoir eu deux accès de fièvre. Cependant, le troisième jour, lorsque j'étais incertain si je me baignerais, à cause de la pluie qui tombait dans le moment, je fus pris de frissons, d'envies de vomir : Cette fois je vis bien que j'avais gagné la fièvre intermittente,

Ce que celle-ci présentait de particulier , c'étaient des nausées continuelles ; la soif était vive et il était impossible d'introduire de boissons dans l'estomac sans que des vomissements ne survinssent immédiatement après. J'employai successivement toutes les boissons froides, chaudes, mucilagineuses , gazeuzes , acides , sucrées , etc. : rien ne fut supporté par l'estomac. Plusieurs de mes confrères étant venus me visiter, ils furent d'avis de faire une application de sangsues, avant d'administrer le sulfate de quinine, pour diminuer l'excitation de l'estomac et faire cesser les vomissements : cette émission sanguine ne produisit aucune amélioration. Je pris 75 centigrammes de sulfate de quinine dans un verre d'eau , en une seule fois : à ce moment j'avais déjà eu six accès : la solution de quinine fut rejetée de suite , comme les autres boissons. On me conseilla d'appliquer, de nouveau, 20 sangsues : malgré le peu d'efficacité que je leur attribuais, je consentis à les mettre. Les vomissements n'en persistèrent pas moins. Je pensais que toute la médication consistait à introduire le sulfate de quinine dans l'économie par quelque voie et moyen que ce fût, les autres ressources thérapeutiques n'offrant, selon moi, que des palliatifs et non des curatifs. Enfin, des symptômes d'irritation intestinale contr'indiquant l'usage des lavements, je tentai un autre mode d'administration du sulfate de quinine, car il fallait se hâter : la vie était désormais en danger. Le pouls se désorganisait ; la langue et les gencives étaient fuligineuses ; les accès étaient devenus fort longs ; par conséquent, les intermittences très courtes. Je résolus d'essayer de prendre le sulfate de quinine dans des quantités de liquide très petites, mais souvent répétées. J'espérais que l'estomac supporterait plus facilement la même quantité de liquide ingérée en plusieurs fois qu'en une seule. Je fis donc dissoudre 75 centigrammes de sulfate de quinine dans un verre d'eau et, au lieu de prendre cette dose en une seule fois, j'en bus seulement trois cuillerées à bouche tous les quarts d'heure. Mes espérances se réalisèrent : l'estomac supporta ces petites quantités de liquide et, en une heure, j'avais avalé assez de quinine pour empêcher le retour de l'accès suivant : en effet, il ne revint pas. Je pris encore la même dose de sulfate de quinine, de la même manière, pendant plusieurs jours et la fièvre fut guérie. Mais cette expérience a failli m'être funeste et j'en conserverai longtemps le souvenir : je me garderai bien de la renouveler, laissant à d'autres, maintenant, la tâche de confirmer, par de nouvelles expérimentations, les idées de M. Brachet. Pour ma part, ayant appris, à mes périls et risques, à y croire, ma conviction est invinciblement établie à cet égard.

Je dois noter une chose qui m'a bien surpris lorsque je faisais mes expériences : ce sont les remarques populaires. Je me baignais dans la rivière d'Harfleur ; elle peut avoir douze à quinze pieds de profondeur ; elle est très froide, comme toutes les rivières dont le cours est peu étendu. Eh bien ! tous ceux qui me voyaient me prédisaient que j'allais me donner la fièvre. Cette prédiction de gens étrangers à la science était instinctive ; elle ne reposait sur aucun principe connu de ceux qui l'émettaient : cependant, elle prouve que le peuple a souvent le pressentiment de la vérité quelqu'impuissant qu'il soit à en donner la démonstration.

Mais quel rapport y a-t-il entre l'action des bains et celles des variations atmosphériques ? Il y à réellement identité : la différence n'est que du plus au moins. En effet, pendant les nuits, les corps sont exposés à l'action des vapeurs froides qui ne sont autre chose que de l'eau en expansion ; dans l'immersion, les corps sont soumis à l'action de l'eau froide qui n'est que de la vapeur condensée. Ainsi, l'immersion agit comme les brouillards ;

seulement, elle agit plus puissamment : sous l'influence des brouillards, les phénomènes fébriles se développent lentement et à l'insu des malades : sous l'influence des bains froids, ils se produisent rapidement. Les effets des vapeurs et ceux de l'eau sont les mêmes ; ces deux agents exercent les mêmes influences ; ils déterminent également, un refroidissement de la périphérie du corps, qui refoule le sang vers les organes internes. Ce refroidissement est suivi d'une réaction qui a pour résultat de reporter le sang vers les organes abandonnés : lorsque ces phénomènes ont eu lieu un certain nombre de fois, ils constituent la fièvre.

J'ai dit que les différentes causes des fièvres agissent par intermittence, mais, d'après ce que j'ai exposé, cette intermittence est quotidienne ; donc, toutes les fièvres devraient être quotidiennes ; les corps étant impressionnés régulièrement toutes les nuits, par le froid et les effluves marécageux. Les fièvres qui reviennent tous les trois jours, celles qui reviennent tous les quatre, paraissent contrarier la théorie, si même elles ne la détruisent pas. Cette objection, quoique très forte, peut cependant être réfutée avec avantage : il faut considérer que les corps vivants ont une force de résistance variable selon les constitutions ; ainsi, lors-

qu'un individu doué d'une grande énergie, sera
soumis à une cause morbide quotidienne, il résis-
tera plus qu'un autre dont la vitalité est moindre
et plus passive. Aussi il est probable que toutes les
fièvres seraient quotidiennes si toutes les constitutions étaient également passives et s'il ne se ren-
contrait pas des individus qui résistent plus fortement aux agents extérieurs. Chez ceux-ci les forces vitales luttent longtemps, cèdent un jour, se
relèvent le jour suivant, pour céder ensuite et résister encore. Enfin, après un combat plus ou moins
opiniâtre, la fièvre finit par prendre possession ;
mais une fois établie, elle conserve la marche que
la résistance de l'organisme lui a imprimée. Chez
un individu qui ne réagit pas, elle sera quotidienne ; chez celui qui réagit davantage, elle sera
tierce ; chez celui qui réagit encore plus elle sera
quarte. Elle conservera ensuite, par l'effet de l'habitude, la marche qu'elle aura suivie en s'établis-
sant. Ce qui prouve encore que les fièvres qui ne
sont pas quotidiennes, ne le sont pas par la seule
raison qu'elles ont rencontré de la résistance, c'est
que celles-ci sont plus tenaces, plus difficiles à
détruire : ainsi la trace imprimée par un cachet
dans un corps dense est plus difficile à effacer que
celle qui est imprimée dans un corps mou. Il sem-

ble que la résistance de l'organisme étant vaincue, celui-ci a d'autant plus de force pour conserver l'affection morbide qu'il avait eu plus de répugnance à la contracter. Plus les fièvres s'éloignent du type quotidien, plus elles sont difficiles à détruire ; leurs racines avaient eu du mal à s'enfoncer parce que le sol était solide, mais c'est pour cela qu'elles y tiennent désormais fortement.

Continuons encore à examiner les causes qui engendrent les fièvres ; considérons leur nature et leur manière d'agir. J'ai dit que les variations quotidiennes de la température sont des causes toujours prédisposantes et souvent efficientes ; mais ces variations sont d'autant plus grandes, et partant, impressionnent d'autant plus les corps que la température est plus élevée, parce que plus les jours sont chauds plus leur différence avec le froid des nuits est grande. Or, toutes choses égales du reste, les conditions des plus grandes variations atmosphériques existent plus puissamment que partout ailleurs dans le voisinage des marais, des étangs, des rivières, des prairies soit artificielles, soit naturelles. C'est aussi là que les fièvres sont le plus fréquentes, qu'elles sont endémiques, car elles sont rares et presque inconnues dans les lieux secs et élevés. Il est naturel qu'il en soit ainsi

En effet, les endroits humides fournissent des matériaux considérables à l'évaporation pendant le
jour, puis la nuit, la condensation des vapeurs engendre des brouillards et augmente l'intensité du
froid, car l'air humide est toujours plus glacial
que l'air sec.

Une autre cause encore, c'est que, dans les
saisons chaudes, la grande chaleur du jour vola-
tilise une quantité considérable de l'humidité de
la terre et que, la nuit, les vapeurs mises en expansion retombent condensées. Au contraire, lors
qu'il fait toujours froid, la température étant à
peu près uniforme, il n'y a plus de vapeurs condensées dans les nuits puisqu'il n'y en a point eu
de mises en expansion pendant le jour.

Les influences du froid humide, ou même sec,
et celles des effluves marécageux agissent par
intermittence, ce qui explique l'intermittence des
fièvres. Je n'ai point écarté l'objection que l'on
peut faire et qui consiste en ce que, d'après l'examen des phénomènes physiques auxquels sont dues
les fièvres, ces maladies devraient être quotidiennes.
Je n'ai point non plus dissimulé la valeur de cette
objection; mais, je le répète, je suis convaincu
qu'elle perd toute sa force si l'on se persuade bien
que les corps vivans sont régis par des lois entière-

ment différentes de celles qui régissent les corps inertes. Les premiers résistent sans cesse aux agens extérieurs, tout organisme étant une dérogation permanente aux lois physiques. Lorsque ces dernières reprennent leur empire, c'est que la vie se retire, car tandis qu'elle existe, nos organes combattent sans cesse contre la chaleur qui tend à les désagréger, contre le froid qui tend à les contracter. La physiologie nous fait connaître par quels moyens les êtres animés luttent contre les élémens et comment, dès l'instant où ils deviennent trop faibles pour résister, ils rentrent sous l'empire des lois physiques et cessent de vivre. C'est donc, en nous rappelant ce grand fait de la lutte permanente des corps vivans contre les lois physiques qui régissent tous les corps inorganisés, que nous trouverons une solution satisfaisante de la différence qui existe dans les fièvres intermittentes entre la cause qui est quotidienne, et l'effet qui ne suit pas constamment cette marche.

Avant d'examiner le rôle que jouent les effluves marécageux dans la production des fièvres, je dirai encore qu'il est hors de doute que l'action du froid, même seul, c'est-à-dire sec, peut occasionner les fièvres, parce que le refroidissement qu'il fait éprouver aux corps est toujours suivi d'une réaction; et ce phénomène de refroidissement et de réac-

tion est déjà le commencement de la fièvre. Aussi
je crois que les brouillards font naître les fièvres
plutôt par le froid qu'ils produisent, que par l'eau
dont ils sont composés, l'eau n'ayant d'autre effet
que d'augmenter le froid; car, dès qu'elle vient à
rencontrer les corps vivants, il y en a toujours une
certaine quantité de mise en évaporation par la
chaleur de ces corps mêmes. Personne n'ignore
que l'évaporation produit un abaissement de la
température comme on le fait voir en physique.
Du reste, je dois le redire, il est démontré que le
froid seul peut produire des fièvres, des faits le
prouvent d'une manière incontestable; ainsi, plusieurs médecins ont fait naître des fièvres intermittentes en exposant des malades à un air froid pendant quelques jours, à la même heure; et en les
soumettant ensuite à une température chaude pour
favoriser la réaction. Cette seule circonstance avait
suffi pour développer de véritables fièvres intermittentes qui continuaient à se reproduire d'elles-mêmes, une fois développées. Il est inutile de dire que
ces médecins n'avaient pas soumis leurs malades à
ces expériences, qui n'étaient pas entièrement in-
nocentés, pour le plaisir de constater un fait au péril des individus : les expériences ont été faites pour
modifier d'autres maladies qui avaient résisté à

toutes les médications et les combattre avec succès lorsqu'elles avaient pris la forme intermittente. En effet, il arrive fréquemment que les maladies déjà existantes prennent cette forme en s'unissant à l'élément fièvre, et cèdent aux médicamens fébrifuges., lorsque, autrement, elles seraient incurables. Ainsi, les variations de la température atmosphérique, même quand l'air est sec, peuvent faire naître la fièvre tout aussi bien que les courants d'air factices que l'on fait arriver sur les malades pour développer chez eux une fièvre artificielle. Elles déterminent un refroidissement, auquel succède une réaction, et ce phénomène, se renouvelant chaque jour, fait naître la fièvre.

Après avoir exposé comment les alternatives de froid humide et de chaleur développent les fièvres et les rendent intermittentes, je vais, maintenant, étudier les effets des effluves marécageux. Les effluves agissent, comme je l'ai dit, par intermittence ; ainsi, ils se dégagent le jour comme les vapeurs d'eau et sont condensés pendant la nuit avec l'eau qui les tient en dissolution ; ils agissent donc absolument dans les mêmes momens, et de la même manière, que les vapeurs aqueuses ; aussi on les confond ordinairement à cause de leur union intime. Cependant, un examen approfondi fait voir qu'ils

en diffèrent entièrement ; ils constituent d'autres
élémens que leur action simultanée a souvent empêché de distinguer d'une manière formelle. Mais,
avant d'examiner ces divers élémens, je dois dire
que le froid humide, ou même le froid seul, ne produit que des fièvres bénignes et si, par exemple, elles
prennent ensuite chez l'un, la forme bilieuse, chez
l'autre la forme muqueuse, chez un autre enfin, la
forme inflammatoire ; c'est que ces individus avaient
une prédisposition à ce genre d'affection, ou bien que
la constitution du moment imprimait cette forme à
la maladie, mais la cause générale de la fièvre y
était étrangère. On sait, d'ailleurs, que toutes les
affections, toutes les épidémies par exemple,
quoique produites par une cause générale, unique,
revêtent des complications particulières qui tiennent
aux dispositions dans lesquelles chaque individu
était déjà au moment où il a contracté la maladie
régnante. Ainsi, lorsqu'une épidémie de choléra
vient à sévir sur une population, elle présente des
modifications variables, selon chaque individu et
chaque tempérament. Elle peut également être in-
fluencée par la constitution médicale qui existait
déjà à l'époque de son invasion, ou qui survient
pendant qu'elle occupe elle-même une contrée. Par
la même raison, quoique la cause générale des

fièvres n'en produise que de simples, ces maladies une fois développées, peuvent se trouver modifiées par d'autres agens et subir, alors, des complications étrangères à la cause primitive qui les a fait naître.

Les effluves marécageux sont composés de deux élémens : l'élément végétal et l'élément animal. On pense généralement que les émanations des matières végétales en putréfaction sont peu graves ; on pourrait même leur contester le pouvoir de produire les fièvres, car je crois que partout où elles existent leur condensation est toujours accompagnée de celle d'une grande quantité de vapeurs. Les savanes, les rizières *., par exemple, sont très fiévreuses lorsque la décomposition des végétaux qn'elles renferment vient à s'opérer ; mais cette décomposition a lieu en automne, au moment même où les miasmes aqueux sont très considéra-bles parce qu'alors les nuits se refroidissent et les jours sont encore très chauds, de sorte que l'on pourrait attribuer le nombre des fièvres de ces lieux aux brouillards nocturnes. Pour moi je ne suis pas assez fixé sur ce point, j'expose seulement mes doutes ; néanmoins, si l'on attribue une influence réelle aux

---

* La culture du riz exige l'inondation temporaire du sol et le convertit par cela même en marais.

émanations végétales, il reste admis que ces émanations agissent absolument comme les vapeurs
aqueuses ; en un mot, que les fièvres auxquelles
elles donnent lieu ne présentent point d'autres ca-
ractères que celles qui sont produites par le froid
humide ; partout, en effet, où les émanations
des détritus végétaux sont seules, on voit rarement
survenir des maladies de mauvaise nature, des
fièvres typhoïdes, par exemple.

Mais les émanations des matières animales corrompues sont éminemment malfaisantes. Les fièvres
typhoïdes naissent dans le voisinage des voiries,
dans les amphithéâtres de dissection, dans les hôpitaux encombrés. Aussi les fièvres intermittentes
prennent-elles un mauvais caractère lorsqu'elles
sont produites par des miasmes qui contiennent des
exhalaisons de cette nature. Il résulte d'un grand
nombre d'observations que celles-ci déterminent les
pestes, les typhus. C'est à cette cause aussi, c'est-
à-dire à la présence de quantités considérables de
matières animales déposées sur les terres par les
débordemens périodiques des fleuves et des mers,
que l'on attribue la production de la peste, de
la fièvre jaune, etc. Partout, en effet, où ces
débordemens ont lieu, des maladies graves se
développent ; voilà pourquoi nous rencontrons assez

fréquemment dans le voisinage de nos marais, des
éruptions pourprées, sœurs batardes, il est vrai,
mais consanguines, de la peste égyptienne. Il faut
le répéter, dans les lieux où il n'existe que des eaux
vives et où, par conséquent, il n'y a point d'émanations animales, les fièvres sont bénignes; là où
les eaux sont stagnantes, elles sont plus ou moins
graves parce que ces eaux sont le siège d'animalcules qui en périssant produisent des exhalaisons
méphitiques. Les mêmes phénomènes ont lieu dans
tous les marais entretenus par les eaux pluviales
qui, dans les étés secs, se putréfient faute de renouvellement.

En résumé, tandis que l'élément végétal agit
comme le froid humide et n'infecte pas, l'élément
animal infecte; il est septique, il empoisonne. Or,
les miasmes méphitiques se développent en très
grande abondance dans les marais à l'époque où
ceux-ci viennent à se dessécher, ce qui arrive dans
nos climats au mois de septembre quand les pluies
ne sont ni assez abondantes pour les entretenir ni
assez rares pour que leur desséchement ait lieu plus
tôt. A cette époque, les chaleurs du mois d'août
ayant vaporisé les eaux de tous les réservoirs, tous
les animaux, toutes les substances organiques
qu'elles renferment entrent en putréfaction et cor-

rompent l'air. Ces miasmes sont absorbés, pendant
la nuit, au moment même où les brouillards qui
les contiennent refroidissent les corps. Cette absorption s'opère, alors, avec une facilité d'autant
plus grande que le froid ralentit les forces vitales
et, par conséquent, livre l'organisme frappé d'i-
nertie, à l'empire de tous les agents extérieurs.
Une double influence morbide s'exerce donc :
impression du froid, infection de matières septi-
ques. Ces derniers agents, introduits dans l'économie d'une manière intermittente , déterminent
des réactions éliminatrices intermittentes. Ainsi,
une cause morbide chimique s'ajoute aux causes
morbides générales et simplement météoriques
qui produisent les fièvres. Mais s'il fait sec de
bonne heure, les marais se dessèchent dès le mois
de mai ou de juin. A ce moment la différence de
la température des jours et des nuits n'est pas
aussi grande; par conséquent, les autres causes
des fièvres n'ont pas encore atteint leur maximum
d'intensité, et la cause spéciale, les émanations des
matières animales putréfiées, ne vient pas se ré-
unir à elles. Elle est d'ailleurs, elle-même, moins
développée que plus tard, car les marais ne renferment pas autant d'animaux, la reproduction
n'étant pas encore opérée. Dans ce cas, les fièvres

sont peu nombreuses et peu graves dans les mois de mai et de juin. Et si le temps reste sec, elles sont rares et sans gravité en automne.

Afin de faire comprendre combien sont funestes les émanations qui proviennent de la putréfaction des détritus organiques contenus dans les eaux, et mis à nu par le desséchement des marais, je rappellerai, une seconde fois, que les différentes pestes proviennent de la décomposition des matières déposées sur le sol par les débordements des grands fleuves et des mers : ceux du Nil produisent la peste; ceux du Gange, le choléra morbus Asiatique; enfin, les inondations périodiques des marais et des ports situés dans les régions intertropicales, la fièvre jaune. Voici, en effet, ce qui se passe après les inondations des fleuves et des mers : prenons pour exemple le Nil. Grossi par la fonte des neiges de l'Ethiopie, il quitte ses rives, vers l'équinoxe d'automne, et s'étend, au loin, sur les terres, portant dans ses flots des débris considérables de végétaux et d'animaux; bientôt, il réunit ses eaux à celles d'un nombre infini de canaux, de lacs, de mares; en peu de temps tout est confondu et forme une vaste mer. Il se retire alors lentement, laissant ces lacs, ces canaux, ces mares débordés. Dans sa retraite, il dépose sur les terres une écume épaisse ; peu à peu les mares, les lacs, les canaux rentrent, à leur tour, dans leur lit, laissant, pareillement, sur les terres voisines, un limon semblable. Soumis à l'action du soleil brûlant de l'Egypte, on conçoit avec quelle facilité les milliers de petits cadavres qui composent ce limon entrent en putréfaction. Les émanations qui se dégagent se dissolvent dans l'air et l'infectent ; c'est à ce moment, en effet, que l'on voit apparaître la cruelle maladie qualifiée du nom de peste. Je sais qu'on a voulu lui contester cette origine et l'attribuer au mauvais état actuel des sépultures ; mais cette opinion n'est pas probable, car du temps des Pharaons, les corps étaient embaumés et, par conséquent, soustraits à la putréfaction. Cependant, la peste existait déjà, car nous voyons, dans la Bible, que Moyse et les prophètes défendaient au peuple de Dieu de communiquer avec les Egyptiens pour ne pas en être atteints : l'Egypte était donc considérée comme son berceau. Ainsi, il est évident que la peste naît des miasmes provenant de la décomposition des matières déposées par les eaux débordées du Nil ; il est, également, admis que les débordements du Gange produisent le choléra morbus : ils ont lieu en effet de la même manière que ceux du Nil. La fièvre jaune naît, pareillement, des inondations périodiques des marais et des ports situés dans les régions intertropicales. Ces ports et marais sont, alternativement, couverts d'eau par la mer et laissés à sec : ils sont donc, tout à fait, dans les mêmes conditions que les terres arrosées périodiquement par les fleuves. Mais, maintenant, pourquoi les inondations produisent-elles, ici, la peste, ailleurs, le choléra morbus, ailleurs, encore, la fièvre jaune ? pourquoi, enfin, des causes semblables ne produisent-elles pas des maladies semblables ? A cela je répondrai que la spécialité de ces maladies inhérente à chaque localité tient à des influences de climat, de terrain, et de température qui échappent souvent à nos moyens d'investigation mais qui n'en sont pas moins réelles.

Si les phénomènes qui ont lieu en grand, après les inondations périodiques des fleuves et des mers, se reproduisent, en petit, mais d'une manière absolument semblable lorsque le dessèchement des marais arrive, c'est qu'en effet un marais est un assemblage de rigoles, de mares, de flaques, en un mot, une surface de terre où séjournent les eaux des pluies, des irrigations périodiques, artificielles ou naturelles et les égoûts des terres plus élevées. Lors donc que les marais viennent à se découvrir, les milliers de petits cadavres aquatiques qui les peuplent se réfugient dans les flaques, les rigoles, les mares qui, elles-mêmes, ne tardant pas à se dessécher, laissent, alors, à nu des limons et des matières animales dont bientôt la putréfaction s'empare pour produire des miasmes éminemment délétères. Si les détritus ne sont pas en aussi grande quantité dans les marais desséchés que sur les terres exposées aux débordements des grands fleuves, il n'y a de différence que du plus au moins, mais la nature des exhalaisons est entièrement la même.

CHAPITRE SECOND.

⌬

Les phénomènes morbides qui constituent les fièvres intermittentes prennent le nom d'accès : ce sont des troubles fonctionnels qui apparaissent, disparaissent et se reproduisent de nouveau, à des époques à peu près régulières, sans laisser aucune trace de leur existence pendant les intervalles qui séparent leurs apparitions. Tous les accès réguliers se partagent en trois séries de symptômes bien distinctes. La première est celle du froid, la seconde celle de la chaleur et la troisième celle de la sueur. M. Recamier appelle la première série de symptômes, période de concentration des forces ; la seconde, période d'expansion ou de réaction et la troisième , période de détente ou de crise : ces trois période ont encore reçu le nom de Stades.

Première période. Le malade a des baillements, des pandiculations ; il est saisi de froid ; il frissonne. Ses dents claquent ; Les jambes lui manquent ; il s'affaisse, se replie sur lui-même. Sa peau est pâle, froide, contractée ; il éprouve un malaise inexprimable, un sentiment de compression générale. Ses lèvres et ses ongles sont bleuâtres : sa respiration est pénible. La durée de cette première période varie depuis un quart-d'heure jusqu'à une heure.

Deuxième période. La peau devient rouge et chaude ; le malade est en proie à une chaleur et à une anxiété générales ; il s'agite, il est oppressé. Ses yeux sont injectés ; il sent le battement des artères temporales ; il éprouve une douleur à la région frontale. La face est vultueuse, la langue rouge, ainsi que les lèvres et les narines. Le pouls est développé, la soif vive, les urines rares et rougeâtres. Cette seconde période dure depuis un quart-d'heure jusqu'à plusieurs heures.

Troisième période. Les symptômes perdent de leur intensité. Il survient une sueur générale plus ou moins abondante ; les urines donnent un sédiment briqueté. Le malade se trouve faible, il a une tendance au sommeil. Tous les phénomènes morbides diminuent peu à peu et ne tardent pas à disparaître, entièrement. Un sentiment de bien-être annonce que toutes les fonctions ont repris leur état normal.

Lorsque les phénomènes que je viens de décrire sous le nom d'accès se reproduisent tous les jours, la fièvre se nomme intermittente quotidienne ; lorsqu'ils sont séparés par un jour entier, elle se nomme tierce ; lorsqu'ils sont deux jours sans reparaître, elle est dite quarte.

« Des accès quotidiens, revenant à des heures différentes, ou différant sous le rapport de l'intensité, de la durée, etc., mais se correspondant tous les deux jours constituent une double tierce ; deux accès dans les vingt-quatre heures, tous les deux jours, forment une tierce doublée ; la fièvre est triplée quand il y a deux accès tous les deux jours et un seul le jour intercalaire. On a été jusqu'à admettre une quadruple tierce caractérisée par deux accès chaque jour. Un accès, le premier, le deuxième et le quatrième jour, correspondant à un accès survenu quatre jours auparavant, caractérise la fièvre double-quarte ; deux accès dans un jour, avec deux jours d'intervalle, forment la quarte doublée ; trois accès de quatre en quatre jours constituent la quarte triplée. Enfin, un accès chaque jour, correspondant à celui dont il est séparé par deux autres accès, indique la triple quarte. La quotidienne peut être doublée et même triplée. Quelques auteurs rapportent un très petit nombre de fièvres quintanes, sextanes, hebdomadaires, octanes, nonanes, décimales, quatuordécimales, quindécimales, mensuelles, bi-mensuelles, trimestrielles, annuelles. Le retour des accès à des époques indéterminées constitue la fièvre intermittente irrégulière, erratique. » (Boisseau, Pyretologie physiologique).

De tous ces types dont la mémoire peut à peine retenir les définitions, dit M. Bouillaud, les seuls qu'il importe de connaître, réellement, sont les types quotidien, tierce et quarte. Il ajoute que quelques uns existent moins dans la nature que dans les livres des pyretologistes.

On peut admettre six ordres de symptômes auxquels se rattachent les différentes fièvres intermit-

tentes. D'après ce principe, je divise les fièvres intermittentes en six classes principales qui sont :
l'intermittente simple, l'intermittente inflammatoire, l'intermittente muqueuse, l'intermittente bilieuse, l'intermittente adynamique, enfin l'intermittente pernicieuse.

—

De la Fièvre intermittente Simple.

La fièvre intermittente est simple lorsqu'elle se
développe chez un individu bien portant, doué
d'un tempérament tempéré, chez lequel il n'existe
aucune disposition morbide ni bilieuse, ni inflammatoire, ni muqueuse, etc., et que la cause elle-
même de cette affection est simple. Alors, cette
maladie ne constitue qu'une modification périodique, qu'un trouble momentané de l'organisme,
suivi bientôt du retour normal de toutes les fonctions, sans autre altération appréciable de la santé:
on peut l'appeler essentielle, mais ce mot va révol-
ter bien des esprits. Cependant, comme je crois
utile de le conserver, je veux le définir afin
de n'être point accusé d'une opinion qui a donné
lieu à beaucoup de controverses. Si, par ce mot,
on voulait dire une maladie mystérieuse, présente

partout et n'occupant aucun organe ou appareil, ce serait avancer une hérésie médicale, mais j'entends par essentielle, une modification de l'organisme, momentanée, ne laissant aucune trace de son existence entre ses apparitions. C'est une simple perturbation du cours du sang : car au début des accès que se produit-il , si ce n'est une concentration du sang vers les viscères ? la peau , en effet , se refroidit , se décolore , le sang l'abandonne pour se porter sur les organes internes ; puis, la réaction survenant , son retour dans l'appareil cutané est annoncé par la coloration et le réchauffement de ce même appareil. Nous donnons le nom d'essentiels, auquel nous attribuons la signification de momentané , temporaire , simple , à ces phénomènes qui ne laissent aucune trace de leur existence dans les organes. Nous comparons ceux qu'éprouve un individu atteint d'une fièvre intermittente essentielle à ce que ressent , en sortant de l'eau , un homme qui vient de se baigner : il est saisi d'un tremblement général , sa peau est froide , bleuâtre ; bientôt il se réchauffe , elle reprend sa coloration et sa chaleur habituelles. Eh bien ! si cet individu répète le même acte tous les jours , il éprouvera certainement , à chaque fois , les mêmes phénomènes. Cependant on ne dira pas que sa peau est atteinte d'une maladie : non , on dira qu'elle éprouve une modification momentanée , mais qui ne constitue aucune altération organique.

La fièvre intermittente simple est donc caractérisée par l'absence de toute espèce de complication morbide. Les individus qui en sont atteints, conservent entre ses apparitions tous les attributs de la santé. Elle ne constitue qu'une indisposition périodique prenant ordinairement la forme tierce. Cependant elle se rencontre aussi quelquefois avec la forme quarte : il n'est même pas rare qu'elle prenne la marche quotidienne. Elle peut durer longtemps sans déterminer d'accidents ; néanmoins , il est prudent de la combattre. Elle cède facilement à la médication , sauf quelques cas exceptionnels où elle récidive d'une manière indéfinie et devient, par sa tenacité , une affection incommode. Ainsi elle cède aux remèdes ; puis , après huit , quinze ou vingt jours elle reparaît , cède de nouveau à la médication pour se reproduire encore après quelque temps et ainsi de suite pendant des mois et des années entières sans amener de grands désordres. Cependant, cette persistance seule est une circonstance fâcheuse parce que la fièvre finit à la longue, par déterminer une irritation plus ou moins sensible de l'appareil digestif et par là , altérer la constitution.

Le traitement de la fièvre intermittente essentielle est fort simple puisqu'il n'existe aucune complication à combattre ou qui s'oppose à l'emploi des remèdes fébrifuges proprement dits , il suffit donc d'administrer le sulfate de quinine, médicament anti-fébrile par excellence ou ses succédanés aux doses convenables , et comme les substances *fébrifuges* ou anti-périodiques font la base du traitement de toutes les fièvres intermittentes, en d'autres termes, comme le but du médecin dans toutes ces fièvres, quelque soit leur caractère ou complication, est de combattre l'élément intermittent , cause principale et permanente de tous les désordres ; je vais parler de suite des médicamens antipériodiques. Je reviendrai, quand je m'occuperai du traitement particulier de chaque espèce de fièvre, sur les indications qui doivent être remplies dans chaque forme. Ces indications auront pour objet de faire cesser tout ce qui s'oppose à l'administration des fébrifuges et de remédier aux désordres déjà produits par la fièvre.

A la tête des médicamens anti-périodiques, se placent le quinquina et ses préparations : Cette substance possède une propriété fébrifuge incontestablement reconnue. D'autres médicamens possèdent encore les mêmes vertus, mais à un degré moindre. Nous les indiquerons rapidement, après avoir fait connaître les admirables propriétés du quinquina.

Le quinquina est l'écorce d'un arbre du Pérou , classé dans la famille des rubiacées de Jussieu. Cette substance a été plus utile à l'Europe que tous les trésors trouvés dans le nouveau monde.. Son introduction sur notre continent est due surtout aux missionnaires jésuites, aussi a-t-elle été longtemps appelée *Poudre des Jésuites*. Elle trouva dès son arrivée de grands prôneurs et de grands détracteurs. Aujourd'hui, sa cause est gagnée à jamais : c'est le remède le plus précieux que l'homme ait découvert. Redi l'appelle miraculeux ; Sydenham, admirable ; manié par des mains habiles , il produit des effets merveilleux. Nul autre médicament ne lui est comparable ; il sauve , avec certitude, l'homme voué sans son secours à une mort certaine.

Deux pharmaciens célèbres , MM. Pelletier et Caventou sont parvenus , au moyen de procédés chimiques, à extraire les parties les plus actives du quinquina : ces parties actives, au nombre de deux, ont reçu les noms de *Quinine* et de *Cinchonine*. La première est la plus usitée, parce qu'elle est un peu plus énergique que l'autre; toutes deux se prennent aisément, à cause de leur peu de volume et de leur facile dissolution dans l'eau aiguisée de quelques gouttes d'acide sulfurique.

La dose de la quinine , ou mieux du sulfate de

quinine, car c'est à l'état de sel plutôt que d'alcaloïde que ce médicament est employé , la dose, dis-je , du sulfate de quinine est de quatre à cinq décigrammes par jour pour les adultes , dans les cas ordinaires. Cette dose doit-être répétée trois jours de suite : ainsi, on en administre, ordinairement , douze décigrammes en trois jours. Cette quantité suffit pour enlever une fièvre tierce. Lorsque la fièvre est quarte , on en donne un peu plus, quinze à dix-huit décigrammes , par exemple , en quatre jours. Dans les cas graves on doit élever la dose : elle varie aussi selon les contrées et même selon les années. Le médicament doit être administré dans les intermittences : il faut le faire prendre le plus longtemps possible avant le nouvel accès. L'époque la plus rapprochée où l'on puisse se permettre de le donner , avant la fièvre , est deux heures. Ceci s'entend toujours des cas ordinaires , car , quand l'apyrexie est très courte , ce précepte n'est pas applicable. Alors l'intermittence ne fût-elle que d'une demi-heure, on devrait en profiter pour l'administrer et dans les fièvres subintrantes on le donne au déclin des accès.

Lorsqu'il y a urgence de couper promptement la fièvre , dans la crainte de manquer ce but, il est prudent de faire prendre la dose nécessaire en plusieurs fois , si on a des raisons de craindre des vomissemens.

La cinchonine et ses sels s'emploient dans les mêmes circonstances que le sulfate de quinine ; seulement, la dose doit être un peu plus forte.

L'arsenic a été préconisé dans les fièvres intermittentes : MM. Nepple et Boudin l'ont employé avec succès, le premier à la dose d'un vingtième de grain par jour et le second à celle d'un centième seulement : il a été cependant obligé de l'élever ensuite à un vingt-cinquième de grain. Ces médecins affirment qu'il coupe les fièvres d'une manière au moins aussi certaine que le sulfate de quinine et , que dans les cas où ce dernier a échoué , il réussit à coup sûr. Je suis convaincu, sur la parole d'hommes aussi recommandables, des heureux effets de cette substance et de son innocuité, lorsqu'elle est maniée par des mains habiles et prudentes ; cependant comme il peut arriver que les personnes à qui on l'administre n'observent pas rigoureusement les précautions indiquées pour son usage, je crois sage de le bannir de la pratique ordinaire. Dans un hospice , un hôpital, où l'emploi des médicamens se fait régulièrement par des personnes capables , les préparations arsenicales peuvent être d'une grande utilité et remplacer très bien le sulfate de quinine : partout ailleurs il est prudent de s'en abstenir.

La salicine , alcaloïde extrait de l'écorce du saule , jouit , mais à un degré moindre que le sulfate de quinine et la cinchonine , des propriétés fébrifuges ; néanmoins, dans un temps de guerre où la privation du quinquina peut rendre ses préparations rares et d'un prix élevé ; elle remplacerait avec avantage les sels de quinine. Plusieurs médecins l'ont même vu réussir là où ceux-ci avaient échoué. C'est donc un médicament qu'il ne faut pas oublier.

Beaucoup d'autres substances possèdent encore réellement des propriétés analogues : telles sont la petite centaurée, la gentiane, l'écorce de marronier d'inde , l'absinthe , etc. , mais ces fébrifuges ne peuvent être employés que dans les cas légers : il serait bien imprudent de s'en servir dans ceux qui présentent de la gravité ; ils feraient perdre un temps précieux et l'on s'exposerait à laisser mourir des malades que les préparations de quinquina auraient guéris à coup sûr.

Il existe une foule de remèdes populaires , ou de pratiques empiriques, qui coupent les fièvres : La plupart des remèdes employés dans le peuple pour guérir ces maladies renferment quelqu'une des substances que j'ai indiquées ; ce sont des poudres

de quinquina ou des extraits de plantes amères.
D'autres sont entièrement inertes : lorsqu'ils , réus-
sissent c'est par l'influence de l'imagination qui a
aussi une grande puissance pour la guérison
des fièvres : elle agit sur le système nerveux ,
le tend , le modifie. J'en citerai un exemple remarquable : on avait conseillé à une dame , d'une so-
briété parfaite , de boire un grand verre d'eau-de-
vie pour couper sa fièvre , au moment même où
l'accès commencerait. Cette dame , malgré ses
horribles répugnances, attendait dans une angoisse
inexprimable , les premiers symptômes de l'accès ,
résolue à prendre cette liqueur ; mais la fièvre ne
vint pas. Le système nerveux avait été tellement
perturbé que l'organisme n'était plus dans les mêmes conditions.

En général , toutes les causes morales ou physiques qui agissent fortement sur l'organisme , le
troublent , le modifient, peuvent quelquefois interrompre la fièvre , la couper en un mot, pour me
servir de l'expression ordinaire.

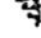

CHAPITRE TROISIÈME.

De la Fièvre intermittente inflammatoire.— Ses causes. — Son siége. — Accidents qu'elle produit. — Traitement. — Observations particulières.

La fièvre intermittente inflammatoire consiste dans une irritation intermittente du système circulatoire, avec ou sans irritation primitive ou consécutive, d'un ou de plusieurs autres organes ou appareils.

Les causes de la fièvre intermittente inflammatoire

se divisent en prédisposantes et en occasionnelles

Les causes prédisposantes sont : le tempérament sanguin, la pléthore générale, la pléthore locale. Celle-ci varie selon les individus ; elle existe, chez chacun, dans l'organe ou l'appareil qui est le siége d'une trop grande action. Ainsi, on observe la cérébrale chez les personnes qui se livrent à des travaux intellectuels trop assidus, ou qui ont éprouvé de grands chagrins ; la pulmonaire chez ceux dont les poumons sont fortement développés ou exercés ; l'abdominale chez les grands mangeurs ; enfin, l'utérine chez les jeunes filles nubiles.

Les causes occasionnelles sont les fatigues, les contusions, les blessures, l'insolation, la suppression des maladies de la peau, des exutoires, des hémorrhagies habituelles ; l'époque des premières menstruations et celle de leur cessation. La puberté chez les garçons, les excès d'études, les insomnies, l'abus des plaisirs vénériens, les écarts de régime, en un mot, tout ce qui détermine l'activité très grande d'un organe ou d'un appareil.

Symptômes propres aux affections inflammatoires en général et à la fièvre intermittente inflammatoire en particulier.

Les symptômes inflammatoires sont les suivants : il existe une douleur au front, un sentiment de tension vers les tempes. Les yeux sont injectés ; on aperçoit des bluettes ; les objets paraissent colorés en rouge ; les paupières sont gonflées ; on sent le battement des artères temporales. Le bruit fatigue, l'odorat est émoussé ; les narines sont sèches ; la face est rouge, vultueuse, le goût diminué, l'intelligence troublée, exaltée ou diminuée ; le sommeil lourd, pénible, peu réparateur : on se réveille en sursaut. Les mouvements sont difficiles ; il existe des engourdissements dans les membres. La langue est rouge ou blanche ; la pointe et les bords sont presque toujours rouges. Il y a inappétence, nausées, vomissements, soif. La bouche est fade, les lèvres sont sèches, l'épigastre est sensible à la pression : il ne l'est pas toujours au commencement, mais il ne tarde pas à le devenir. Il y a ordinairement constipation, ballonnement de l'abdomen, tiraillements dans les lombes. Le pouls est fréquent, rebondissant, à moins qu'il n'existe une douleur vive ; alors il peut être concentré et mou, ses mouvements étant enchaînés par la douleur. Le cœur et les artères temporales battent avec force. La respiration est gênée, grande, anxieuse. Il existe un sentiment de chaleur et d'oppression à la poitrine. La peau est chaude, rosée, sèche ou halitueuse. Les urines sont rares, d'un rouge foncé ; elles donnent un dépôt briqueté ; leur excrétion est accompagnée d'ardeur. Ces symptômes peuvent ne pas exister ou bien être à peine sensibles avant la fièvre. Alors, c'est seulement sous son influence qu'ils se produisent : c'est elle qui les détermine. Mais, lorsqu'ils existent déjà, si la fièvre intermittente vient à se développer, ils acquièrent dans les accès une grande intensité : il semble alors que l'économie n'attendait que cet excitant pour entrer dans une turgescence inflammatoire. Dès le premier accès, des signes d'une violente irritation se manifestent ; la langue est rouge, l'estomac douloureux, sensible à la pression ; des symptômes de gastro-entérite apparaissent, les accès augmentent les phénomènes inflammatoires à vue d'œil et d'une manière effrayante. Les sympathies entrent en jeu ; le cerveau s'irrite secondairement ; d'autres viscères peuvent encore s'enflammer consécutivement : en un mot, tous les organes importants à la vie sont menacés, ou frappés de phlegmasies consécutives. Ces désordres diminuent pendant les apyrexies pour se renouveler avec une plus grande intensité dans l'accès suivant. Bientôt il n'existe plus seulement une fièvre intermittente inflammatoire, c'est-à-dire une congestion intermittente d'un certain nombre d'organes, l'inflammation va se développer , elle va envahir profondément leurs tissus. La vie est en danger, les accès deviennent de plus en plus longs , et , par conséquent , de plus en plus rapprochés les uns des autres. Les phénomènes inflammatoires présentent encore des intermittences, mais bientôt ils seront continuels, et, si la médication n'est employée en toute hâte , l'altération profonde des organes va causer la mort.

Avant de parler du traitement, je vais examiner quels sont les organes le plus souvent affectés d'inflammation. Celle de l'appareil circulatoire peut , à elle seule, constituer toute là maladie, mais souvent l'irritation du cœur et des vaisseaux sanguins est secondaire et la reproduction sympathique de l'irritation primitive d'un autre organe ou appareil , de l'estomac par exemple, qui est le plus fréquemment atteint. Presque toujours, dès le premier accès , le malade se plaint d'une douleur à l'épigastre , qui augmente à la pression , et des vomissements ont lieu , même avant que l'état de la langue ait annoncé l'affection de ce viscère. Celle-ci se manifeste de plus en plus à chaque accès et se développe avec une intensité variable, comme je l'ai dit, selon la disposition de l'organisme. Ainsi, dans un grand nombre de cas, la fièvre intermittente détermine l'inflammation de l'estomac. On a affaire, alors, à une gastrite périodique qui augmente à chaque accès et présente des rémissions à chaque intermittence. Dans la majorité des fièvres inflammatoires, ce viscère est seul irrité au début de la maladie ; mais, lorsque la phlogose devient violente, le cerveau s'irrite fréquemment par sympathie. Si on combat la fièvre à temps, l'inflammation de l'estomac cesse avant de s'être propagée au cerveau ; il n'existe alors qu'une gastrite. Mais, lorsque la phlegmasie de l'estomac, faute d'avoir été combattue avec énergie, s'est développée profondément, le cerveau se prend consécutivement, et il est facile de se faire une idée de la gravité de la maladie, lorsque deux organes aussi importants sont frappés en même temps.

Après l'estomac, le cerveau est l'appareil dont l'inflammation se rencontre le plus souvent. Lorsque ce viscère est seul malade, la fièvre est dite intermittente cérébrale ; il existe au front une douleur sourde ou violente, quelquefois intolérable ; les yeux sont rouges, injectés ; le malade éprouve des bourdonnements, des tintements d'oreilles, des engourdissements dans les membres : en un mot, tout annonce une congestion de l'encéphale. Ces symptômes perdent de leur violence et peuvent même disparaître presque entièrement pendant les apyrexies ; mais, si l'on n'y porte pas remède, les accès suivants réveillent l'irritation : il se développe une encéphalite ou une meningite. Souvent l'estomac aussi s'enflamme consécutivement comme le cerveau dans les phlegmasies de l'estomac ; car il existe entre ces deux viscères une corrélation telle, que la maladie de l'un entraîne souvent celle de l'autre. Ces cas sont semblables pour la gravité, l'un à l'autre, puisque les mêmes organes sont malades ; seulement l'invasion de la maladie a suivi une marche inverse.

L'estomac et le cerveau ne sont pas exclusivement et nécessairement atteints de phlegmasie ; tous les autres systèmes et organes peuvent être irrités , primitivement ou consécutivement, et présenter, comme ces viscères, des phlegmasies intermittentes, nées sous l'influence de la fièvre et qui persistent et augmentent avec elle, parce que chaque accès produit une congestion toujours croissante. Il n'y a rien d'irrationnel dans cette manière de voir, car si on examine un fébricitant dans le premier temps d'un accès, on voit que sa peau est froide et décolorée : le sang ayant abandonné la périphérie du corps s'est porté sur les organes internes. Ces organes sont donc le siége de congestions, au moins pendant la période de froid ; si celles-ci se renou-

vellent , elles deviennent un excitant , un molimen
inflammatoire, car tout organe qui est fréquemment
le siége d'un afflux sanguin, ne tarde pas à s'enflammer s'il est le plus légèrement irritable. Ainsi
les fièvres intermittentes déterminent l'inflammation
des organes parce qu'elles produisent des congestions dans leurs tissus , à chacune de leurs apparitions. Ceci est conforme aux principes de la plus
saine physiologie.

Deux indications doivent être remplies dans le
traitement de la fièvre intermittente inflammatoire :
La première est de détruire la cause originelle de
la maladie ; la seconde est de remédier aux désordres qu'elle a déjà produits. L'affection principale,
primitive, est la fièvre : c'est elle qui a développé
ou augmenté les symptômes inflammatoires , c'est
elle qui les entretient. Toutefois, puisqu'ils existent
maintenant, et qu'ils font partie constituante eux-
mêmes de la maladie actuelle., ils ne doivent pas
être négligés. Il faut donc que la médication soit
dirigée contre les deux principes morbides. Le sulfate de quinine sera donné contre l'affection intermittente; les émissions sanguines combattront l'état
inflammatoire , mais il est bien important de se
rappeler que c'est la fièvre qui est la cause première
des désordres. Si on l'oubliait, si, ne considérant

que les phénomènes inflammatoires dont la violence peut fixer toute l'attention du médecin , on ne s'attachait qu'à les combattre , c'est en vain qu'on emploierait contre eux le traitement anti-phlogistique le plus énergique : le malade succomberait inévitablement. Les émissions sanguines n'attaquent point le principe du mal : elles n'attaquent que les effets ; la cause subsiste invinciblement. On ne doit donc les mettre en usage que subsidiairement. Le sulfate de quinine peut seul enlever la fièvre , et après sa disparition, les phlegmasies cessent avec la plus grande promptitude , comme l'effet avec la cause. La médication doit donc être complexe , et je me hâte de dire que s'il y avait à choisir entre les anti-phlogistiques et le sulfate de quinine , il vaudrait mille fois mieux n'employer que le sulfate de quinine seul, que seulement les émissions sanguines : par l'usage exclusif du sulfate de quinine on sauverait presque tous les malades ; les accidents inflammatoires , déjà développés , céderaient d'eux-mêmes, quatre-vingt-dix fois sur cent. Par les anti-phlogistiques seuls , quatre-vingt-dix-neuf malades , sur cent , mourraient , dans les cas graves. Aurait-on rendu le malade anémique , à force d'émissions sanguines , que la fièvre durerait encore et qu'il succomberait dans l'adynamie.

Le sulfate de quinine est le principal agent à opposer à la fièvre ; c'est le spécifique, le remède par excellence, et sur lequel on doit fonder toute sa confiance ; mais il ne doit pas être donné au hasard et sans méthode. Son emploi rencontre quelquefois des contre-indications fort embarrassantes. La première, et la plus fréquente, est l'irritation de l'estomac : pour la faire cesser, on a recours aux émissions sanguines, qui sont toujours utiles, quelque soit l'organe lésé ; elles diminuent la violence des accidents. Si donc l'estomac est particulièrement enflammé, des sangsues à l'épigastre ou au siége produisent de bons effets : elles facilitent l'administration du sulfate de quinine, mais il faut que l'irritation soit réellement bien prononcée pour que ce médicament ne puisse pas être pris. Lorsqu'elle n'est que médiocre, comme elle diminue encore pendant les apyrexies, et que c'est d'ailleurs seulement pendant les apyrexies que le sulfate de quinine peut être donné, il est ordinairement toléré, surtout si la dose nécessaire pour arrêter l'accès est ingérée en plusieurs fois. La quantité que l'on fait prendre dans une intermittence pour empêcher l'accès suivant, est de cinq à huit décigrammes : la première dose est suffisante dans les cas ordinaires, mais dans les cas graves, lorsque le retour du re-

doublement prochain inspire de vives inquiétudes,
il faut en prescrire huit décigrammes. Si on craint
les vomissements, on fait prendre cette quantité en
trois fois, à une demi heure l'une de l'autre : de
cette manière, le médicament est supporté par l'estomac, sauf les cas de violente irritation et ceux
où la susceptibilité de ce viscère est telle, qu'il ne
peut rien tolérer. La dose que je viens d'indiquer,
doit être répétée trois jours de suite, sinon il n'y a
qu'un ou deux accès d'arrêtés et les autres reviennent. Il est quelquefois nécessaire d'en faire
prendre davantage, mais c'est dans les cas exceptionnels : pour ceux-là il n'y a rien de limité, car,
dit M. Récamier, il faut donner de l'opium comme
onze à celui qui est éveillé comme dix, il en faut
donner comme vingt-et-un à celui qui est éveillé
comme vingt : ce précepte est applicable à tous les
médicaments. Si l'irritation de l'estomac était réellement trop forte, le fébrifuge serait pris en lave-
ment : on en prescrit alors un tiers de plus. Enfin,
si l'intestin lui-même est irrité, on l'administre en
frictions, incorporé dans une graisse (axonge, 15
grammes, sulfate de quinine 4 grammes). Les frictions doivent être faites aux parties de la peau où
l'épiderme est très-mince ; telles sont les aisselles,
les aines, etc. On l'emploie encore, par les mé-

thodes épidermiques et endermiques. Enfin, dans les cas très-graves, il faut le donner en bain, ce qui est extrêmement dispendieux; mais quand la vie en dépend, on ne doit reculer devant aucun sacrifice. Un médecin très distingué de Paris, fut atteint l'année dernière d'une fièvre intermittente pernicieuse, le sulfate de quinine n'ayant pu être introduit et le danger étant imminent, on eut recours aux bains de quinquina. Ce moyen fut couronné de succès : le malade fut arraché à une mort certaine.

Je citerai quelques observations de fièvres intermittentes inflammatoires, afin de rendre plus sensibles les effets de la fièvre. En suivant la marche de cette affection, on voit qu'elle ne produit d'abord que des congestions qui augmentent à chaque accès et deviennent bientôt de véritables phlegmasies, si on ne les arrête à temps.

PREMIÈRE OBSERVATION.

Fièvre intermittente gastrique.

H. A., âgé de quatorze ans, s'était toujours bien porté. Le 14 juin 1843, sans cause connue, il fut tout à coup pris de frissons avec une vive douleur à l'épigastre. Bientôt des nausées, des vomissements de matières verdâtres eurent lieu. Je fus mandé : lorsque j'arrivai près du malade, il n'avait plus de frissons, il se plaignait d'une douleur à l'épigastre tellement vive qu'il repoussait mes mains, dans la crainte de voir augmenter ses souffrances, lorsque je voulais comprimer cette région. Le pouls était fréquent, la peau sèche et brûlante, la langue rouge, la soif inextinguible. Les boissons étaient vomies, aussitôt après leur ingestion. Je prescrivis vingt sangsues à l'épigastre, des cataplasmes émolliens en permanence, des boissons acidulées, à petites doses et souvent répétées. Les sangsues obtinrent beaucoup de sang, la soif cessa, la douleur de l'estomac disparut, le malade se trouva parfaitement bien ; le besoin de manger se fit même sentir. La journée suivante fut très calme ; le surlendemain, à la même heure, de nouveaux frissons, un tremblement général et une nouvelle douleur à l'estomac avec nausées, vomissements, etc., annoncèrent le retour d'un nouvel accès. Je prescrivis une seconde application de sangsues, les boissons à la glace, les cataplasmes émollients sur l'épigastre, et lorsque cet accès fut passé, je fis prendre cinq décigrammes de sulfate de quinine, en deux fois, à six heures d'intervalle l'une de l'autre. L'estomac, malgré la

vive irritation dont il avait été le siége, supporta
ce médicament, et le surlendemain, nonobstant les
deux applications de sangsues et l'administration
du fébrifuge, la fièvre revint, mais les symptômes
avaient perdu de leur force ; la douleur de l'estomac était modérée. Confiant dans l'action du quinine, je ne fis plus remettre les sangsues ; la durée
de la fièvre fut moindre et tous les phénomènes inflammatoires présentèrent un amendement très no-
table. Le même médicament fut continué à la même
dose ; le quatrième accès fut seulement indiqué par
de légers frissons et un malaise de quelques heures.

DEUXIÈME OBSERVATION.

Fièvre intermittente inflammatoire avec imminence de gastrite
et congestion cérébrale.

Le 10 septembre 1843, je fus mandé auprès de
M. A., jeune homme de vingt-cinq ans, d'une
bonne constitution et n'ayant jamais eu aucune maladie grave. Lorsque je le vis, pour la première
fois, il était dans la période de réaction d'un accès
de fièvre intermittente. Il éprouvait des vertiges ,
la face était colorée, les yeux saillants, les conjonctives injectées, la membrane muqueuse buccale

rouge. C'était le cinquième accès depuis cinq jours. La fièvre avait débuté par un frisson, des envies de vomir, etc. Le premier accès avait été très violent; le lendemain, à la même heure, la fièvre était revenue, mais moins forte que la veille. Le troisième jour, l'accès eut la même violence que le premier, et ainsi de suite. La fièvre avait donc la forme double tierce, laquelle est caractérisée par un accès fort tous les trois jours et un moindre le jour intercalaire. L'estomac était l'organe le plus malade, il y avait des nausées continuelles, toutes les boissons étaient rejetées, une certaine quantité de bile avait été vomie, l'épigastre était douloureux à la pression, la langue couverte d'une pellicule blanchâtre sur les côtés, la partie médiane rouge, ainsi que la pointe et les bords, les envies de vomir étaient très fatigantes, le cerveau était le siége d'une congestion pendant la fièvre, il existait une cephalalgie à la région sus orbitaire avec un sentiment de plénitude dans toute la tête. Les mouvements étaient difficiles, la démarche chancelante, le sommeil lourd et pénible. La peau rouge et sèche pendant les paroxysmes, devenait humide au déclin de la fièvre; les urines étaient rouges, il y avait constipation. La respiration était gênée, anxieuse, enfin, tous les signes de la plethore sanguine présentaient un grand

développement pendant les accès. Je fis appliquer
vingt sangsues au siége, pour diminuer la congestion cérébrale ; l'intensité des phénomènes inflammatoires fut modérée un instant, mais l'accès suivant revint encore. Il est à noter que la violence
des accès augmentait sans cesse ; leur durée était
déjà de vingt heures : l'irritation de l'estomac et
du cerveau faisait de grands progrès, l'inflammation de ces organes était imminente. Le malade
fatigué, accablé, avait la conscience de la gravité
de sa position. Je me hâtai d'administrer le sulfate
de quinine ; j'en fis prendre huit décigrammes en
deux fois, à quatre heures d'intervalle l'une de
l'autre. La fièvre revint, mais elle ne dura que
douze heures au lieu de vingt. Je fis prendre de
nouveau huit décigrammes de sulfate de quinine en
deux fois, séparées également l'une de l'autre de
quatre heures. Je croyais la fièvre jugulée ; cependant elle revint, mais l'accès ne dura que six
heures. Je prescrivis encore la même dose de quinine et j'affirmai qu'elle ne reviendrait plus. Ma
prédiction s'accomplit : la guérison fut complète
pendant un mois. Au bout de ce temps, le malade
ayant été mouillé par une pluie froide, reprit la
fièvre. Des vomissements accompagnés de douleurs
déchirantes, eurent lieu pendant tout l'accès ; ces

douleurs étaient si vives qu'elles lui faisaient perdre connaissance. Le premier accès, qui avait commencé à huit heures du matin, cessa à huit heures du soir. La nuit fut très calme ; le malade se réveilla parfaitement bien portant, mais à huit heures du matin, les vomissements revinrent accompagnés des mêmes douleurs. Les matières vomies étaient l'eau qui avait été prise en abondance, car la soif était ardente, quelques mucosités, une petite quantité de bile et un peu de sang. Les douleurs de l'estomac étaient intolérables : elles épuisaient les forces et occasionnaient même des syncopes. Le sulfate de quinine fut donné le soir, à la chute du deuxième accès, à la dose de six décigrammes, et le lendemain, dès quatre heures du matin, on en prit encore cinq décigrammes. La journée se passa sans fièvre. Le quinine fut néanmoins administré les deux jours suivants à la dose de cinq décigrammes : la fièvre n'est plus revenue.

TROISIÈME OBSERVATION.

Fièvre intermittente cérébrale quotidienne.

Le sieur B., brigadier des douanes, fut pris d'un accès de fièvre, le 10 juin 1843 ; il éprouvait une

céphalalgie insupportable avec des engourdissements dans les membres : de la difficulté à saisir
les objets peu volumineux. La face était vultueuse,
les conjonctives, ainsi que les narines, étaient d'un
rouge vif, il existait un léger délire, une soif ardente : nulle douleur ne se faisait sentir à l'épigastre, même à la pression. L'accès dura quinze heures ;
lorsqu'il fut tombé, la sensibilité de la tête et tous
les symptômes cérébraux diminuèrent, mais ne
cessèrent pas complètement. Je pratiquai une forte
saignée, prescrivis des bains de pieds à la moutarde
et des lavements : je ne voulus point ordonner le
sulfate de quinine avant de bien savoir si j'avais
affaire à une véritable fièvre intermittente ou si tout
cet appareil morbide n'était pas l'effet d'une simple
irritation cérébrale. Le lendemain, une heure plus
tard que le jour précédent, le malade éprouva un
frisson, un claquement de dents, en un mot, un
nouvel accès. La douleur de tête était atroce ; tous
les symptômes annonçant une forte irritation du
cerveau avaient reparu. La fièvre dura seize heures.
Cette fois il n'y avait plus à douter que l'on avait
à combattre une fièvre intermittente avec congestion cérébrale. J'ordonnai huit décigrammes de
sulfate de quinine en deux doses, dans l'apyrexie,
un bain de pieds, des compresses d'eau froide sur

la tête : un troisième accès survint, mais il ne dura que cinq heures au lieu de seize. Je fis continuer, selon mon habitude, le sulfate de quinine pendant trois jours ; la fièvre ne revint pas et tous les accidents cérébraux disparurent bien vite.

QUATRIÈME OBSERVATION.

Fièvre intermittente quotidienne produisant une hémiplégie.

Le 18 octobre 1842, je fus appelé, sur les huit heures du matin, chez Mme M. Cette dame, âgée alors de cinquante ans, avait cessé d'être réglée depuis trois années : sa santé était habituellement bonne. Lorsque je l'examinai, je lui trouvai la face rouge, les yeux injectés. Elle me dit que deux heures avant elle avait été prise tout à coup d'un violent frisson qui avait duré environ vingt minutes ; qu'ensuite elle s'était réchauffée et qu'elle était depuis ce moment dans l'état où je la voyais. Elle se plaignait alors d'engourdissements dans tout le côté gauche ; elle éprouvait de la difficulté à saisir les objets peu volumineux de la main gauche seulement ; elle paraissait dans un état de demi-somnolence, comme accablée par la douleur de tête. La langue n'était pas rouge à la pointe ni sur les

bords ; il n'y avait aucune douleur à l'épigastre,
même en comprimant fortement cette région ; le
pouls était plein, développé, la soif modérée. Je
diagnostiquai une fièvre intermittente avec congestion de l'hémisphère cérébral droit : je prescrivis
la limonade et un bain de pieds synapisé ; la fièvre
tomba dans la soirée. La malade conserva, même
dans l'apyrexie, une pesanteur de tête et une somnolence remarquables. Craignant une hémorrhagie
cérébrale, je saignai, fis continuer les bains de pieds
et restai dans l'attente d'un nouvel accès. Le jour suivant, à la même heure, la fièvre revint. Je me félicitai
d'avoir eu recours à la saignée, car la douleur de
tête reparut avec une force effrayante ainsi que les
engourdissements dans tout le côté gauche et
l'insensibilité de la peau de cette partie du corps :
en un mot, tous les symptômes d'une hémorrhagie
cérébrale imminente. Malgré l'intensité des accidents, je conservai l'espoir de voir tomber cet accès avant que l'hémorrhagie cérébrale eût lieu. La
fièvre cessa en effet dans la soirée. Dès que l'apyrexie fut complète, j'ordonnai huit décigrammes
de sulfate de quinine à prendre en deux fois ; j'avais
frappé juste, car, malgré cette dose de quinine,
l'accès revint encore, et, quoique beaucoup moins
fort, tous les signes d'hémiplégie se reproduisirent,

mais à un degré moindre. Il est indubitable que, si dans ce cas je n'avais point administré le sulfate de quinine, l'hémiplégie aurait eu lieu infailliblement sans préjudice d'autres accidents. Je fis continuer l'usage du sulfate de quinine dans la crainte du retour de la fièvre. La malade conserva encore quelque temps un sentiment de pesanteur à la tête, et une langueur des facultés intellectuelles qui annonçaient que le cerveau avait beaucoup souffert. Il n'y eut que trois accès, le deuxième, malgré sa force, avait déjà sans doute été modéré par la saignée. Le troisième fut amorti par le sulfate de quinine, mais on peut juger combien eût été grave la maladie si on n'y eut pas porté remède, par la rapidité avec laquelle les accidents augmentaient à chaque redoublement

CHAPITRE QUATRIÈME.

☰—☷

De la Fièvre intermittente muqueuse. — Symptômes des affections muqueuses en général. — Nature des affections muqueuses. — Leur marche est lente. — Causes des affections muqueuses et de la fièvre intermittente muqueuse en particulier. — Traitement.

La fièvre intermittente est dite muqueuse, lorsque les individus chez lesquels elle se développe, éprouvent un certain nombre de symptômes qui ont reçu le nom de muqueux. Voici quels sont ces symptômes : l'habitude présente un air de nonchalance et de langueur tout particulier. Les malades

ont indolents, tristes, indifférents à tout. Leur figure exprime l'abattement, mais non la stupeur qui
s'observe chez les individus atteints de la fièvre typhoïde ; ils éprouvent à la région sus orbitaire et
à l'occiput une douleur ordinairement obtuse, mais
quelquefois très vive ; ils sont incapables d'aucun
travail d'esprit ni de corps, leurs mouvements sont
pénibles, les chaires molles ; l'intelligence est diminuée, le sommeil agité, troublé par des rêvasse-
ries. Les yeux sont décolorés, inanimés, les pupilles
dilatées , quelquefois inégalement , les paupières
gonflées. Toute la face est pâle, bouffie, l'ouïe diminuée, l'odorat émoussé. Les narines sont blanches ; les malades éprouvent des démangeaisons à
la racine du nez, ils ont quelquefois le rire sardo-
nique et le trismus. Le sens du goût est affaibli ou
bien il existe dans la bouche une saveur fade, pâteuse
et acide. Les lèvres sont blanches, les dents aga-
cées ; toute la membrane muqueuse buccale est
pâle, des plaques crémeuses recouvrent les gencives, l'haleine est fétide. Il y a des renvois acides,
nidoreux. A une certaine époque il survient des
aphtes : la salive est visqueuse, elle a une saveur
acide. Il y a inappétence, quelquefois les malades
mangent encore, quoique sans faim et sans plaisir.
Ils ont des nausées, des vomissements de matières

glaireuses. Une douleur sourde se fait sentir à l'épigastre et même dans tout le ventre, qui est ballonné.
Les digestions sont lentes, pénibles, accompagnées
de malaises ; il y a de la diarrhée avec ou sans
tenesme. Les évacuations sont souvent glaireuses,
semblables à la gélatine des charcutiers ou au frai
de grenouilles. Elles sont accompagnées de coliques
et affaiblissent les malades ; quelquefois, au contraire, il y a constipation. Il arrive aussi que des
vers sont rendus par la bouche ou par l'anus. Le
pouls est mou, plus lent que dans la santé. Les battements du cœur sont faibles ; il y a de l'anxiété
précordiale. Les sueurs sont rares et partielles,
elles ont une odeur fade. La circulation capillaire
se fait lentement, comme la circulation artérielle :
aussi la peau est pâle, la respiration gênée. La toux
est quelquefois sèche, mais le plus souvent il existe
ou il survient une expectoration muqueuse. Les
urines donnent un sédiment blanc farineux : plus
tard, elles fournissent un dépôt briqueté. Quelquefois les malades éprouvent de la difficulté et des
douleurs en urinant. Diverses éruptions apparaissent et disparaissent dans le cours de la maladie. La durée des affections muqueuses est ordinairement longue; leur marche, irrégulière; l'époque
de la convalescence, incertaine ; les rechutes, fré-

quentes. Tels sont les symptômes qui caractérisent les affections muqueuses en général et la fièvre intermittente muqueuse proprement dite.

Je crois utile de considérer l'élément muqueux seul, de l'isoler en quelque sorte, de le réduire à sa plus simple expression. Car la fièvre intermittente muqueuse étant un composé de l'élément muqueux et de l'élément intermittent, il est nécessaire de rechercher d'abord quelle est la nature des affections muqueuses en général et quels organes sont malades lorsque les symptômes muqueux existent.

Quelques auteurs affirment que la fièvre muqueuse est une irritation des membranes gastro-intestinales, partagée sympathiquement par les membranes muqueuses des autres viscères. On pourrait aussi facilement dire que c'est une irritation des membranes muqueuses bronchiques partagée sympathiquement par les membranes muqueuses gastro-intestinales. Ce n'est pas plus l'une que l'autre, mais une affection spéciale de toutes les membranes muqueuses qui paraissent également et simultanément atteintes, sans qu'on puisse distinguer une priorité d'invasion appréciable pour l'une plutôt que pour l'autre. Pourquoi donc mettre le siège de la maladie dans les organes gastro-intestinaux et considérer l'état morbide des autres membranes comme secondaire ? Si on observe attentivement la marche de cette maladie, il est impossible de constater son début dans un organe plutôt que dans un autre. Cela est si vrai, que plusieurs auteurs, loin de considérer l'affection gastrique comme primitive, ont vu dans la fièvre muqueuse une affection primitive des bronches avec irritation consécutive des membranes muqueuses des autres appareils : ainsi, elle a été appelée grippe, la grippe est une bronchite ; influenza, l'influenza est une bronchite ; fièvre catarrhale, la fièvre catarrhale est une bronchite. Par conséquent, les auteurs qui ont considéré la fièvre muqueuse comme une bronchite, ont été aussi exclusifs et partant aussi en dehors de la vérité, que ceux qui n'ont vu en elle qu'une simple gastrite. Cette maladie n'est ni une bronchite ni une gastrite, mais une affection morbide de toutes les membranes muqueuses, et soutenir que c'est une irritation constante de celle d'un seul organe quelconque, c'est ne tenir aucun compte des faits.

Du reste, il est probable que la fièvre muqueuse n'est pas une inflammation, mais un état particulier dans lequel la sécrétion du mucus est augmentée indépendamment de toute espèce de travail phlegmasique. Il est hors de doute, en effet, que les

membranes muqueuses sont quelquefois le siège
d'abondantes sécrétions, sans être atteintes de phlegmasies ; ainsi, les fleurs blanches que certaines femmes éprouvent habituellement, ne sont pas le signe
d'une inflammation de la muqueuse de la matrice
ni de celle du vagin. Quelques personnes mouchent
beaucoup sans que l'on puisse attribuer raisonna-
blement cet écoulement à une phlegmasie de la
membrane pituitaire, il est certain que les secrétions
peuvent être augmentées sans inflammation et sans
affaiblissement des organes. Un individu dont les
glandes lacrymales sécrètent sous l'influence d'un
chagrin, des quantités énormes de larmes n'a pas
une inflammation de l'appareil lacrymal. Il se rencontre des personnes qui, à la vue d'un objet dé-
goûtant, sont prises d'une salivation considérable ;
cette salivation ne peut être attribuée à l'inflammation ni à la faiblesse. Les sujets dits pituiteux
ont des bronchorrhées continuelles, qui évidemment ne tiennent pas à une phlegmasie des bronches. Les diarrhées sans coliques, sans fièvre, ne
peuvent pas non plus être considérées comme
des inflammations intestinales. Par conséquent, la
fièvre muqueuse qui consiste dans la supersécré-
tion simultanée de toutes les membranes muqueuses,
sans beaucoup de réaction, n'est probablement pas

une phlogose de toutes ces membranes, ou bien, si c'en est une, elle présente quelque chose de spécial dans sa marche, sa forme, sa durée, et, partant, réclame un traitement particulier : c'est une disposition de l'économie dont la nature est ignorée. Ce serait anticiper sur les notions actuelles de vouloir la classer dans la catégorie, soit des inflammations, soit des asthenies ; ce n'est ni l'une ni l'autre, ni toutes les deux, ce qui serait contradictoire, mais une affection morbide à part.

J'ai dit que ces maladies ont une marche lente et longue ; que leur durée est difficile à préciser. C'est là encore un phénomène qui leur imprime un cachet spécial. Si on en recherche la cause, on ne la trouve que dans le génie de ces affections. La lenteur de leur progrès tient à leur nature ; tous les états morbides ont une marche, une durée qui leur est propre, qui les distingue les uns des autres : ainsi la petite vérole dure seize jours ; la rougeole, huit. D'ailleurs, toutes les maladies des membranes muqueuses sont généralement fort longues ; elles ont une tendance à persister, à devenir chroniques. Ainsi, la gonorrhée, abandonnée à elle-même, est interminable. Il en est de même des écoulements du vagin, de la matrice. On doit donc encore une fois admettre que la lenteur des affections muqueuses tient à leur nature et, par conséquent, les caractérise et les distingue des autres maladies.

Quelques médecins affirment que la fièvre muqueuse n'est que le degré le plus faible de la fièvre typhoïde, que c'est une forme légère de cette maladie. C'est comme si l'on disait que la rougeole est le degré le plus léger de la petite vérole. On rencontre tous les jours dans ce pays-ci des fièvres muqueuses et presque jamais de fièvres typhoïdes ; ce qui voudrait dire, d'après la manière de voir de ces médecins, que toujours à Harfleur les fièvres typhoïdes sont légères et presque jamais graves. Mais non, si c'était la même affection elle se présenterait dans tous les lieux avec des degrés divers, selon les ages, les sexes, les tempéraments, etc. La fièvre typhoïde est extrêmement rare à Harfleur, tandisqu'à Paris elle se rencontre tous les jours, et la fièvre muqueuse très rarement ; aussi je suis convaincu que ce sont deux maladies différentes. D'ailleurs, il semble, comme M. Boudin l'a remarqué le premier, exister entre la fièvre typhoïde et les affections intermittentes, une opposition telle, que ces deux maladies s'excluent l'une l'autre. Ainsi dans les pays où règnent les fièvres intermittentes on n'observe presque jamais la fièvre typhoïde proprement dite, ou pour mieux dire, la fièvre typhoïde continue. J'ai constaté à Harfleur la vérité de cette loi ; car je n'ai vu qu'un très petit nombre de cas de fièvres typhoïdes dans ma pratique depuis neuf ans. C'est une raison de plus de ne pas confondre ces deux maladies. Cependant, comme les mots ne font rien aux choses, si on considère la fièvre muqueuse intermittente comme une fièvre typhoïde intermittente, je veux bien l'admettre, mais alors il faut considérer comme privilégiées les contrées où la fièvre typhoïde revêt la forme intermittente, puisque cette modification permet à la médecine de la combattre avec succès, tandis qu'autrement elle fait le désespoir de la science.

Les causes des affections muqueuses en général et par conséquent de la fièvre muqueuse intermittente peuvent être divisées en hygiéniques, physiologiques, pathologiques et morales.

Les causes hygiéniques sont : les excès en tout genre, le refroidissement dans un air froid et humide, une alimentation peu nutritive, surtout après une alimentation substantielle. L'usage des farineux, des chairs en putréfaction, des végétaux mucilagineux, les aliments relâchants, les substances végétales, les mauvaises boissons, celles qui ne sont pas fermentées, le séjour dans les lieux humides,

froids, où le soleil ne pénètre pas, la privation d'aliments cuits, l'encombrement, la malpropreté.

Les principales causes physiologiques sont : le
tempérament pituiteux, une faiblesse physique originelle. On a dit que la fièvre muqueuse continue
était surtout le partage de l'enfance et de la vieillesse ; cette dernière remarque est contraire à l'o-
pinion des médecins, qui prétendent que c'est une
forme de la fièvre typhoïde, car la fièvre typhoïde
n'atteint pas les vieillards. On assure que les femmes y sont plus sujettes que les hommes : pour moi
le l'ai rencontrée avec une fréquence égale dans les
deux sexes.

On assigne parmi les causes pathologiques : une
constitution sujette aux affections catarrhales, telles
que : les rhumes, les leucorrhées, etc., la suppression des maladies cutanées, la convalescence, une
débilité générale, provenant d'une longue maladie.
Ainsi, elle succède souvent aux fièvres intermittentes simples « morbi mucosi radix æstimari po-
test, febris intermittens, » disent Rederer et Wagler.
Et ailleurs, « Transitus febrium intermittentium in
morbis mucosis facile cuilibet persuadet aliquam
cum illis esse analogiam.

Enfin, les causes morales sont : un défaut
originel d'énergie morale, toutes les passions

tristes et concentrées. Ainsi, l'amour contrarié, les chagrins, la crainte, l'effroi, les troubles politiques ; en un mot, tout ce qui abat l'énergie morale et par conséquent réagit sur tout l'organisme et l'affaiblit.

Symptômes de la Fièvre muqueuse intermittente proprement dite.

Tous les symptômes que j'ai énumérés et qui constituent les affections muqueuses en général, existent ordinairement depuis quelque temps, car il est rare que cette fièvre intermittente se développe sans signes précurseurs. Tous ces symptômes, dis-je, existent ordinairement depuis quelque temps déjà, lorsque des frissons annoncent le mouvement fébrile, on éprouve une douleur sus-orbitaire, un sentiment de tension dans la tête, les yeux s'animent, les membranes oculaires nazales et buccales rougissent, le visage se colore, les douleurs contuses des membres augmentent, la langue se sèche, l'épigastre devient légèrement douloureux à la pression. La soif se développe, le pouls s'accélère, le cœur et les artères battent avec une certaine force. La respiration est gênée, il y a de l'oppression ; puis la période de sueur succède. Les urines coulent en abondance, sont rouges, chargées. Les phénomènes inflammatoires diminuent peu à peu, alors les symptômes muqueux reparaissent à leur tour et toutes les fonctions retombent dans la langueur jusqu'au nouvel accès.

La fièvre intermittente muqueuse n'affecte aucun type particulier. Ainsi elle se présente, tantôt avec la forme quotidienne, tantôt avec la forme quarte, tantôt enfin avec la forme tierce.

Le pronostic n'est pas grave si l'on attaque la maladie à son début, mais si on néglige de couper la fièvre, si on la méconnaît (et on peut le faire lorsque l'on arrive pour la première fois dans les pays où règnent les fièvres intermittentes, parce qu'alors on n'est pas accoutumé à voir ces affections qui ont une physionomie à elles, que l'habitude encore plus que l'étude dans les livres fait reconnaître), si, dis-je, on n'aperçoit pas l'intermittence de la maladie, ou si l'on n'y porte pas remède à temps, par négligence, alors les accès déterminent des congestions dans les viscères ; celles-ci augmentent à chaque redoublement, toutes les membranes muqueuses s'irritent : leur irritation peut passer par voisinage aux organes qu'elles tapissent et donner lieu à l'inflammation de ces organes.

Ainsi, l'irritation des membranes muqueuses des

cavités nasales, auriculaires et frontales, peut se communiquer aux organes encéphaliques et déterminer une phlegmasie du cerveau ou des meninges; on n'a plus affaire alors à une simple fièvre intermittente, mais un appareil indispensable à la vie est envahi par une inflammation qui peut le détruire.

L'irritation des bronches est susceptible de s'étendre aux poumons ou aux plèvres, elle donne naissance à une pneumonie ou à une pleurésie, ou même à une pleuro-pneumonie : dans ces cas, les phénomènes inflammatoires se manifestent avec une grande violence et masquent l'affection muqueuse. Cette dernière reparaît ensuite lorsque par un traitement approprié on fait cesser la phlegmasie. L'irritation est encore susceptible d'occasionner une sécrétion de mucosités assez abondantes pour faire périr les malades par suffocation.

Ce qui a lieu dans les organes cérébraux et pulmonaires, peut aussi se produire dans les appareils abdominaux. Ainsi, l'irritation des membranes muqueuses de l'estomac et des intestins s'étend quelquefois à la membrane musculaire de ces organes et fait naître une gastrite ou une gastro-entérite. Elle peut même se communiquer au péritoine et déterminer une péritonite partielle ou générale; dans certains cas, elle passe de l'estomac

et du duodénum au foie et occasionne une hépatite.
On a vu l'irritation des membranes muqueuses de
la vessie et des reins gagner ces organes et engen-
drer une cystite ou une néphrite. Chez les femmes l'irritation des membranes muqueuses qui tapissent le vagin et la matrice envahit quelquefois ce
dernier organe et produit une métrite.

Les douleurs contuses que les malades ressentent
dans les articulations et dans les membres prouvent
que les membranes synoviales et les muscles sont
irrités selon leur degré de sympathie. Cette irritation peut augmenter et constituer un véritable rhu-
matisme articulaire ou musculaire. Il n'est pas sans
exemple que l'appareil sanguin ne devienne lui-
même le siège d'une phlegmasie sympathique, alors
on voit apparaître tous les symptômes d'une angéite,
d'une endo-cardite ou d'une péricardite.

Ainsi, la fièvre intermittente muqueuse simple,
exempte de complications, est sans gravité, mais les
accès étant des stimulants d'irritation, cette maladie, abandonnée à elle-même, cause fréquemment
de grands désordres. L'expérience a démontré
qu'elle se termine quelquefois par une phlegmasie
mortelle ou bien encore par une fièvre hectique qui
entraîne peu à peu la mort des malades. Cette fièvre
hectique n'est que l'effet, le symptôme de l'irritation devenue chronique d'un organe important à la

vie, dont la destruction s'opère lentement. L'élément intermittent est donc une cause de désordres qu'il faut combattre sans délai ; sinon les malades sont exposés aux plus grands dangers.

Le traitement consiste dans l'emploi des anti-périodiques. Néanmoins, lorsqu'il existe des signes d'embarras gastro-intestinal, les évacuants doivent être prescrits ; ils débarrassent le canal digestif des matières qui le surchargent, on donne ensuite le sulfate de quinine. Ce médicament tient, comme je l'ai dit, la première place parmi les anti-périodiques. La dose pour un adulte est de quinze décigrammes pris en trois jours par parties égales dans les intermittences. Les jours de la fièvre ce remède doit être administré le plus de temps possible avant le moment présumé de l'accès. Il est bon ensuite de continuer l'usage, à faible dose, de cette substance ou du vin de quinquina, autant pour rétablir les forces que pour éviter les rechutes.

J'ai élevé des doutes sur la nature inflammatoire de la fièvre muqueuse continue, ils reposent sur ce que l'expérience a appris que le traitement franchement anti-phlogistique réussit rarement à enlever cette maladie. M. Boisseau affirme que l'on n'obtient presque jamais une terminaison rapide même au moyen d'une perte de sang considérable. Néanmoins, quelques auteurs affirment avoir retiré de

grands avantages de la saignée, mais les adversaires des émissions sanguines soutiennent, avec
raison je crois, qu'il faut attribuer le succès de
ces praticiens au génie particulier de l'épidémie
qu'ils traitaient. Car, chaque épidémie, comme chaque espèce de maladie, a son génie à elle. Si donc
il est reconnu que dans les cas ordinaires les saignées produisent rarement de bons effets, c'est une
preuve de plus que la fièvre muqueuse n'est pas
une inflammation mais une affection spéciale.

D'après Broussais, l'état muqueux est une irritation des follicules muqueux qui sécrètent davantage,
mais si cette suractivité sécrétoire avait pour cause
l'inflammation, la saignée produirait une amélioration, ce qui n'a pas lieu ; d'où il faut admettre que
cette affection ne constitue pas une inflammation,
ou si c'en est une, elle n'est pas franche, elle est
incomplète, elle semble arrêtée faute de réaction
organique. La phlébotomie doit donc être rejetée,
à moins d'une phlegmasie intercurrente. La déplétion rapide des vaisseaux qu'elle produit, augmente
d'une manière funeste la torpeur des fonctions. C'est
pourquoi, lorsque des symptômes d'irritation modérée se manifestent dans quelque point, il faut
employer de préférence les sangsues ; elles diminuent la congestion des organes, sans débiliter
toute l'économie.

En résumé, le traitement principal consiste à combattre l'élément intermittent. Les préparations de quinquina sont les agents les plus certains que l'on puisse employer. On doit bien se rappeler que l'affection intermittente détermine des congestions viscérales ; c'est donc elle surtout qu'il faut attaquer, car les phlegmasies qui surviennent sont causées par elles : elles sont un effet et non une cause. On doit, il est vrai, les combattre aussi comme des désordres existants qui s'aggravent encore à chaque accès, mais qui perdent leur force de départ, leur moteur dès que l'élément intermittent est détruit. On arrêtera donc les progrès des congestions en enlevant la fièvre par l'administration du sulfate de quinine, et on combattra par les émissions sanguines les phlegmasies déjà produites, si toutefois elles ont acquis assez de développement pour faire craindre qu'elles ne cessent pas d'elles-mêmes avec la fièvre qui leur avait donné naissance. Mais je le répète, avant d'employer le sulfate de quinine, si l'estomac paraît surchargé de mucosités, l'administration d'un vomitif est indiquée. On doit aussi faire prendre un purgatif s'il existe des signes d'embarras intestinal. Car, dans ces cas, les évacuants produisent une amélioration remarquable.

CHAPITRE CINQUIÈME.

De la Fièvre intermittente bilieuse. — Symptômes et causes des affections bilieuses en général. — Symptômes de la Fièvre bilieuse proprement dite. — Causes de cette maladie. — Traitement.

On donne le nom de bilieuse à la fièvre intermittente, lorsque les individus qui en sont atteints présentent une teinte jaunâtre de la peau, conservent, même entre les accès, un dégoût pour les aliments, éprouvent un malaise général, se plaignent de soif, etc. Les symptômes qui constituent les fièvres intermittentes bilieuses sont communs à toutes les affections bilieuses, soit continues, soit intermittentes. Dans toutes ces maladies, l'habitude annonce la fatigue, une douleur gravative se fait sentir à la région frontale, un sentiment de brisement existe dans tous les membres, les mouvements sont pénibles et douloureux, les malades changent souvent de position sans en trouver de bonne, une lassitude générale les force à se coucher, les yeux sont jaunes, languissants, les paupières gonflées ; toute la face est jaune aussi, surtout vers le contour de la bouche et près des ailes du nez. L'ouïe est quelquefois diminuée ; les oreilles sont le siège de bourdonnements pénibles. L'odorat est émoussé, les fosses nasales sont sèches, la bouche est amère, l'haleine fétide, les lèvres présentent une teinte jaune. La langue est couverte d'un enduit jaunâtre surtout vers la base. Les gencives, les dents et toutes les membranes de la bouche offrent la même teinte, la mâchoire inférieure et les lèvres sont quelquefois affectées d'un tremblement ; il y a inappétence, aversion pour les aliments, surtout pour les substances animales. Des matières bilieuses porracées, verdâtres, sont rendues par les vomissements. On éprouve un sentiment de pesanteur à l'épigastre et au foie qui sont quelquefois doulou-

reux à la pression. Tantôt il existe un dévoiement
de matières bilieuses, fétides ; tantôt, au contraire,
il y a constipation. La soif est vive ; les malades dé-
sirent surtout les boissons acides, la chaleur de la
peau est âcre et mordicante ; parfois il existe une
toux sèche. Lorsqu'il y a des crachats ils ont une
teinte jaunâtre. Les sécrétions des membranes muqueuses sont ordinairement supprimées ; les urines
sont colorées, épaisses, peu abondantes. En résumé, la coloration jaune des liquides et des solides
est le symptôme dominant et pathognomonique de
ces affections. Il ne faut donc pas s'étonner si l'on
a donné le nom de fièvres jaunes aux maladies dans
lesquelles la bile paraît avoir envahi toute l'économie ; s'il était permis de faire une nomenclature,
pour ainsi dire pittoresque, on pourrait appeler
la fièvre bilieuse, fièvre jaune ; la fièvre muqueuse,
fièvre blanche ; la fièvre inflammatoire, fièvre rouge ; puisque dans la première tous les liquides
et tous les solides sont plus jaunes que dans l'état
normal ; dans la seconde, ils sont plus pâles et
dans la troisième enfin, l'élément rouge ou sanguin
prédomine.

Les symptômes que je viens d'énumérer sont
communs, comme je l'ai dit, à toutes les affections
bilieuses : ils sont l'effet de la résorption de la bile

et de son introduction dans tous les tissus. La suf-
fusion de celle-ci peut être produite de trois manières. Ainsi, elle peut provenir d'abord d'un obs-
tacle mécanique au cours de ce liquide, ayant son
siège entre le foie et l'intestin. Secondement, d'une
sécrétion plus grande de bile à l'état normal, sans
irritation du foie. Troisièmement, d'une sécrétion
du même liquide altéré : ce dernier phénomène est
fréquemment l'effet d'une irritation du foie, mais il
peut aussi avoir lieu quand ce viscère est exempt
de phlegmasie.

De ces trois différentes espèces de causes qui
donnent lieu à des symptômes particuliers que nous
allons examiner successivement, la première est
ordinairement étrangère au sujet que nous trai-
tons. Néanmoins, nous l'examinerons également,
afin de nous fixer sur la nature des affections bilieuses.

Les canaux biliaires peuvent être obstrués par
un ou plusieurs calculs, ceux-ci sont produits par
la résorption de la partie liquide de la bile. Ils va-
rient depuis la grosseur d'un grain de sable jusqu'à
celle d'un œuf de poule. Ils présentent quelquefois
un volume encore plus considérable : leur présence
s'annonce par de violentes coliques. Le canal peut
être obstrué par le gonflement de ses parois, résul-

tat de l'inflammation de la membrane muqueuse,
inflammation qui est susceptible de déterminer
leur adhésion. Le canal a même été converti en
cordon fibreux. Broussais a cité le cas d'un mili-
taire chez lequel un ver lambric avait pénétré dans
le canal cholédoque. Cependant, M. Cruveilhier
pense que le ver ne s'est introduit dans les voies
biliaires qu'après la mort. Les affections des organes placés dans le voisinage du foie peuvent
déterminer l'occlusion des conduits biliaires, soit
par leur compression, soit par leur extension. Une
tumeur, un cancer du duodenum peuvent s'étendre
au canal cholédoque et resserrer son orifice. Tous
les organes voisins, en augmentant de volume par
maladie, occasionnent quelquefois l'oblitération
des conduits biliaires. Le resserrement spasmodi-
que de ceux-ci peut encore avoir lieu sous l'influence d'une cause morale. La croyance que les
impressions de l'ame produisent la jaunisse est si
générale qu'elle doit être le résultat de l'observation et qu'elle doit être regardée comme vraie jusqu'à un certain point. En effet, on conçoit facilement que l'effroi, la peine, en déterminant la contraction du canal, arrêtent le cours de la bile et
ainsi fassent naître la jaunisse. On aurait cependant
bien tort d'ajouter foi aux choses merveilleuses qui

ont cours parmi le peuple à ce sujet : ainsi, on raconte l'histoire d'un homme qui, se battant en duel, fut si effrayé qu'il devint jaune en voyant briller l'épée de son adversaire, lequel stupéfait d'un pareil changement, cessa le combat. Ce fait est très difficile à croire ; bien plus, malgré le grand nombre de personnes que l'on a vues devenir jaunes peu de temps après des impressions morales, plusieurs auteurs persistent à ne voir là qu'une coïncidence : ils disent que le seul désir de trouver une explication à la jaunisse dans les affections morales, est la raison pour laquelle on l'attribue à cette cause, et que cette opinion, tout erronée qu'elle est, se maintient d'autant plus facilement, qu'en portant ses regards en arrière, il n'est personne qui n'ait le souvenir d'avoir éprouvé depuis quelques jours une impression plus ou moins vive de tristesse ou de colère, à laquelle on ne manque jamais d'attribuer la maladie.

Les symptômes bilieux peuvent dépendre d'une sécrétion abondante de bile, sans irritation du foie ni de l'appareil digestif. Ce liquide, versé dans le duodenum, reflue vers l'estomac, séjourne dans ces organes, d'où il passe dans le torrent circulatoire. C'est ainsi que chez les nouveaux-nés la jaunisse a quelquefois lieu par la résorption de la bile contenue

dans le meconium. Du reste, ce qui a lieu pour
la bile n'a rien d'étonnant, car partout où des
liquides séjournent il se fait des résorptions. Ainsi
dans la paralysie de la vessie, la partie la plus
fluide de l'urine est résorbée. Ce phénomène a
lieu même en santé, pendant la nuit ; car l'urine
du matin est beaucoup plus épaisse que celle qui
est rendue quelque temps après l'ingestion des
aliments et des boissons. Les conditions dans lesquelles la production de la bile est augmentée sont
difficiles à préciser. Mais il est certain que son augmentation peut exister, indépendamment d'aucune
inflammation du foie, et en cela, le foie n'est point
soumis à une autre loi que les autres glandes. En
effet, celles-ci deviennent souvent le siège d'une
suractivité de sécrétion plus ou moins considérable
sans être atteintes de phlegmasie. Il est démontré
qu'il se rencontre des cas où la bile étant produite
plus abondamment que dans l'état normal elle s'ac-
cumule dans les voies digestives, d'où elle passe dans
le sang et est portée par lui à tous les organes, colore leurs tissus en jaune, et détermine la modification particulière de tout l'organisme, qui se révèle
par l'ensemble des phénomènes dits bilieux. Le foie
est un organe tellement volumineux, qu'on ne doit
pas s'étonner des quantités énormes de bile qu'il

fournit dans certains cas, si l'on se rappelle l'abondance des sécrétions des autres glandes par rapport à leurs dimensions. Les glandes lacrymales, par exemple, produisent sous l'influence de chagrins, dix, vingt, trente fois leur volume de larmes en quelques heures. Les glandes rénales sécrètent pareillement des quantités considérables d'urine, eu égard à leur petit volume. Par conséquent, l'abondance de bile versée par le foie dans quelques conditions, est en rapport avec les sécrétions des autres glandes. Les causes, avons-nous dit, qui déterminent l'hypersécrétion biliaire sont souvent difficiles à préciser. Ce sont certaines conditions de chaleur et d'alimentation ; aussi, c'est surtout dans l'été que ces affections se manifestent. La nourriture animale y prédispose et y donne lieu. Nul doute que le foie n'ait ses excitants sécrétoires comme les autres glandes, mais ils sont peu connus. Cependant on sait que plusieurs substances médicamenteuses augmentent l'action de cette glande : ainsi l'aloës, la rhubarbe, le calomel. Le climat, la température, les saisons agissent aussi sur elle et déterminent, soit une sédation, soit une augmentation de son travail sécrétoire. On connaît faiblement ses excitans alimentaires, parce que sa position au milieu des autres viscères et l'excrétion du

son fluide loin des ouvertures du corps rendent difficiles à constater les variations qui ont lieu dans sa
quantité et sa nature. C'est ici, je crois, l'occasion
de repousser l'opinion de ceux qui ont attribué
l'ictère au défaut d'action du foie. Dans leur hypothèse, la bile serait toute formée dans le sang, et
ce viscère aurait pour rôle de l'en séparer. L'ictère
se produirait parce que le foie n'agissant plus, la
bile qui existait déjà dans le sang, n'étant plus sé-
parée par cette glande, surabonderait dans ce liquide. Mais pour soutenir une pareille hypothèse,
il faudrait admettre également que le lait préexiste
dans le sang à l'action des mamelles; l'urine, à celle
des reins ; la salive, à celle des glandes salivaires.
Cette théorie, malgré le talent de plusieurs de ses
partisans, est rejetée par la plupart des professeurs
de l'école. Ajoutons, pour terminer ces considérations, que la bile ne doit pas irriter l'estomac, tant
qu'elle n'est pas altérée et que cet organe n'est pas
lui-même atteint de phlogose, parce que ce viscère
étant accoutumé à sa présence, son augmentation
ne peut guère lui causer d'impression.

Nous avons dit enfin que les symptômes bilieux
peuvent dépendre d'une sécrétion de bile altérée.
Alors ce liquide occasionne des désordres plus
grands que dans les cas précédents, autant par son

contact avec les organes digestifs que par son introduction dans le sang, où sa présence doit déterminer une fièvre éliminatrice, comme l'introduction
de toutes les substances étrangères. Or, il est certain que la bile est quelquefois altérée ; les faits
que je vais citer le prouvent. M. Mangendie, en chan-
geant la nourriture des animaux carnivores et des
herbivores, est parvenu à rendre semblable la bile
des uns et des autres. Celle d'un individu atteint de
fièvre bilieuse grave, a présenté à M. Orfila des
altérations notables. Ainsi, elle avait une saveur
excessivement âcre et amère ; il suffisait d'en mettre
un atôme sur la lèvre pour faire naître des ampoules.
Deidier, professeur à Montpellier, s'est livré à beaucoup de recherches sur la bile des individus qui
succombèrent à la peste de Marseille. Voici en quels
termes il s'exprime : « La bile tirée de la vésicule
du fiel des cadavres des pestiférés ayant été versée
dans une plaie faite exprès à différents chiens, les
a rendus d'abord tristes, assoupis, fort dégoûtés ;
tous ces animaux sont morts du troisième au quatrième jour, avec les marques essentielles d'une
véritable peste désignée par des charbons, des bu-
bons et des inflammations gangréneuses, de même
que les cadavres humains dont la bile avait été
tirée.

» Une drachme de la même bile pestiférée ayant été détrempée dans deux onces d'eau de fontaine et injectée dans la veine jugulaire de plusieurs chiens, les a fait périr en quatre heures avec des inflammations gangréneuses ; le cœur engorgé d'un sang noir et épais, le foie gonflé et la vésicule biliaire pleine de bile verte.

» La même quantité de bile injectée par la veine crurale des chiens, leur a causé un assoupissement d'une heure ; ils ont été si fort dégoûtés qu'ils n'ont absolument rien bu ni mangé depuis l'injection. Le troisième jour il a paru des tumeurs fort considérables sous les aisselles et aux cuisses, à trois travers de doigt de la plaie ; celle-ci s'est agrandie et l'animal est mort ordinairement le quatrième jour avec toutes les marques de la peste. Un chien de l'hôpital du Mail, à Marseille, suivait les chirurgiens lors des pansements ; il avalait toutes les glandes pourries, il léchait le sang qu'il trouvait répandu par terre dans l'infirmerie ; il avait fait ce manége pendant trois jours et jouissait d'une santé parfaite. Nous injectâmes dans le sang du chien, par la veine crurale de la cuisse droite, une drachme de bile pestiférée dans deux onces d'eau tiède : il périt le quatrième jour, comme tous les autres, ec un bubon à la cuisse droite, où il survint

7

encore deux charbons, et la plaie se gangréna.

» Nous ramassâmes la bile d'un de ces chiens et nous l'injectâmes dans le sang d'un autre chien. Celui-ci eut d'abord, après l'injection, des mouvements convulsifs universels, qui furent suivis d'un assoupissement léthargique. Le lendemain, il parut un charbon sur le grand pectoral droit; le troisième jour, il s'éleva un bubon très considérable à la cuisse et l'animal mourut le même jour. A l'ouverture, nous trouvâmes le devant de la poitrine tout gangréné; au-dessus des téguments et dans l'intérieur, les viscères engorgés d'un sang noir et épais comme dans tous les autres.

» Nous fîmes avaler de la bile pestiférée à deux chiens, à plusieurs reprises et en assez grande quantité. Ces animaux parurent tristes et dégoûtés, ils urinaient fort souvent, dès qu'on les touchait; leur urine était très trouble et puante, et leurs excréments furent teints de la bile verte qu'ils avaient avalée. Mais quelques jours après, les accidents disparurent, et les deux chiens, bien rétablis, jouissaient d'une santé parfaite, quoiqu'ils restassent dans une cave de la pharmacie où ils communiquaient avec tous les autres chiens que nous pestiférions et qui étaient renfermés dans la même prison. »

Dans certaines diarrhées, la bile est tellement âcre, qu'elle détermine des coliques, rend les évacuations corrosives, au point de déterminer un sentiment d'extrême chaleur au siège. Du reste, ce liquide présente des modifications, est altéré en un mot, toutes les fois que l'organe sécréteur est malade; car les lésions de tous les organes entraînent ordinairement l'altération de leurs sécrétions. Ainsi, les larmes sont irritantes dans l'opthalmie, le mucus nasal, dans l'inflammation des fosses nasales, et celui des bronches, dans les inflammations des poumons. Il arrive aussi quelquefois que les sécrétions soient modifiées, sans que les organes qui les forment aient éprouvé aucune affection sensible. Ainsi le lait prend les propriétés des médicaments ingérés ; bien plus, si la mère a éprouvé une colère ou une frayeur, il peut être vicié au point de donner des convulsions aux enfants.

La bile peut donc être modifiée par suite d'une rritation du foie ; elle peut l'être aussi par un vice de sécrétion de cet organe exempt de phlegmasie. Il est certain que la présence dans le sang de ce fluide altéré, doit déterminer des désordres, comme l'introduction de tous les autres agents délétérés, tels que le pus et toutes les substances corrompues.

Nous sommes fixés sur la nature des affections

bilieuses en général, nous considérons comme hors de doute qu'elles doivent leur existence à la présence de la bile dans le sang. Nous allons examiner quelles sont les causes qui donnent lieu à ces maladies. J'ai déjà dit qu'elles sont peu connues, c'est une raison de les rechercher avec plus d'attention.

Parmi les causes hygiéniques se trouvent : les aliments et les boissons stimulantes ; tous les écarts de régime, l'usage exclusif des viandes, le séjour dans les pays marécageux, dans les prisons, dans les hôpitaux, les camps, les habitations encombrées, la saison d'été et surtout l'automne ; la vie sédentaire et les études favorisent encore le développement de ces maladies. Les affections bilieuses sont surtout fréquentes dans les pays chauds, parce que la chaleur excessive produit une exhalation à la peau, qui est suivie d'une suractivité des organes gastro-hépatiques, lorsque l'impression d'un air froid vient à interrompre cette transpiration cutanée d'une manière trop brusque ; car la peau et les organes sécréteurs sont supplémentaires les uns des autres. Puis la raréfaction de l'air diminuant l'hématose pulmonaire, l'hématose hépatique doit y suppléer, ce qui augmente l'action du foie, et partant, détermine la prédominance de cet organe.

Les causes physiologiques sont : l'âge adulte, la vieillesse, le tempérament bilieux.

Les causes pathologiques les plus puissantes, sont : la répercussion d'une maladie de la peau ou de toute autre maladie dont l'action se porte alors sur le foie , l'extension de la maladie d'un organe voisin, l'abus des vomitifs et des purgatifs, parce qu'ils occasionnent tôt ou tard une irritation des organes gastro-hépatiques. La constipation habituelle, à moins qu'elle ne dépende d'un défaut de sécrétion du foie : dans ce cas, elle doit être considérée plutôt comme effet que comme cause des maladies de cette glande. Enfin, l'insolation en produisant une surexcitation de la peau, dont le retentissement se fait sentir sur le foie.

Les causes morales sont : les chagrins, les passions concentrées, l'amour contrarié, les revers de fortune, la frayeur, la colère, les affections tristes, les veilles, les méditations trop longues. Ces causes, en troublant toutes les fonctions en général, peuvent déterminer des désordres du côté du foie, surtout lorsque la prédominance de cet organe le rend impressionnable.

Les symptômes de la fièvre intermittente bilieuse proprement dite, sont les suivants : « Après avoir éprouvé pendant quelque temps un certain nombre des phénomènes morbides que j'ai longuement énumérés et qui sont propres à toutes les affections

qilieuses , ou même, ce qui est plus rare, sans aucune indisposition antérieure, on est pris d'un frisson ; une douleur se fait sentir à la région frontale,
les dents claquent, tous les membres tremblent ;
des nausées tourmentent le malade , il vomit quelquefois des matières bilieuses en très grande abondance , il est en proie à une anxiété inexprimable.
La respiration est pénible ; toute la peau, froide et
jaunâtre ; la soif, inextinguible. Souvent les boissons
sont rejetées après leur ingestion, puis le malade
se réchauffe peu à peu, il existe une certaine congestion vers le cerveau, produite par les efforts des
vomissements ; les yeux sont injectés, on sent le
battement des artères temporales. La douleur de
la région frontale est très pénible, le pouls se développe, la soif est vive, les urines sont peu abondantes, puis l'état d'anxiété, de souffrance diminue,
le pouls devient moins fréquent et moins dur. Les
urines coulent ; il existe une tendance au sommeil ;
tous les phénomènes morbides s'amendent, le malade rentre dans son état habituel jusqu'à ce qu'un
nouvel accès ramène le même cortége de symptômes.
Les accès reviennent ordinairement tous les trois
jours.

Le pronostic est ordinairement favorable si on
combat la fièvre à temps, autrement la maladie peut

devenir grave , car les accès fébriles, quels que soient les symptômes qui les accompagnent , sont des agents perturbateurs de toutes les fonctions, et partant, une cause fréquente de désordre si on ne les arrête pas. La congestion des viscères qu'ils produisent peut devenir une véritable inflammation, et, comme dans la fièvre bilieuse le foie et ses annexes sont le siége d'une suractivité, si les accés se renouvellent longtemps, ils déterminent quelquefois une phlegmasie de l'appareil biliaire.

Le traitement consiste dans l'administration du sulfate de quinine, précédé de l'emploi des évacuants. Les émissions sanguines sont rarement nécessaires, car il n'existe pas ordinairement d'irritation comme dans la fièvre bilieuse continue : dans cette dernière, en effet, l'estomac et le duodénum sont irrités, leur irritation est un stimulant qui augmente la secrétion du foie , comme l'irritation produite dans la bouche par une substance épicée, augmente la sécrétion salivaire. Il se fait dans l'estomac une accumulation de bile plus ou moins altérée dont la présence irrite à son tour ce viscère ; il existe alors deux éléments morbides. Si l'on ôte du sang, on diminue l'élément inflammatoire et il en résulte une amélioration. Toutefois, le second élément n'a pas été enlevé, les symptômes bilieux existent toujours.

Si on donne l'émétique, puis l'eau de sedlitz, ils disparaissent, parce qu'il y a dans cette maladie un cercle vicieux de causes et d'effets qui exige une médication double ; par conséquent, les anti-phlogistiques doivent être combinés avec les évacuants. Mais dans les fièvres bilieuses intermittentes, les symptômes inflammatoires sont souvent nuls : l'augmentation de la sécrétion du foie paraît constituer toute la maladie. Il y a plutôt une suractivité sécrétoire qu'une irritation phlegmasique : aussi les médecins qui soutiennent que presque toujours les phénomènes bilieux sont liés à une irritation gastro-hépatique, conviennent-ils néanmoins que le vomitif est réellement avantageux aux personnes sujettes à des diarrhées bilieuses. Stoll et Finke ont obtenu de son emploi les plus heureux résultats, même dans les fièvres bilieuses continues. Par conséquent, il peut être employé avec un succès encore plus certain dans les fièvres intermittentes ; il produit toujours de bons effets, il détermine une augmentation momentanée du cours de la bile, une irritation sécrétoire, après laquelle les fonctions du foie rentrent dans leur état normal. Il agit comme substitutif, c'est-à-dire qu'il change et modifie l'état sécrétoire comme un purgatif salin, donné à un individu qui a une diarrhée sans inflammation,

détermine une augmentation momentanée des évacuations, suivie bientôt de leur cessation.

Hyppocrate avait déjà reconnu l'utilité des vomitifs dans les affections bilieuses sans phlegmasie,
comme le prouve la phrase suivante :

απυρετω εοντι αποσιτιν Και Καρδιωγμος Και σκοτοδινος
Και στομα επικρουμενον ανω φαρμακεινς δασθαι σημανει

« Le vomitif convient à celui qui étant sans soif et
» sans appétit, a mal à l'estomac ; des éblouisse-
» ments et des envies de vomir. »

Selon Broussais, l'embarras gastrique dépend
d'une irritation, mais dans cette hypothèse même,
l'effet devient cause à son tour ; il devient le fait
principal, et dès lors le vomitif est plus utile que
les antiphlogistiques.

L'ipécacuanha uni au tartre stibié convient surtout. La dose pour un adulte est de douze décigrammes du premier, unis à quinze centigrammes
du second, mêlés et divisés en trois parties. Chaque
dose se prend isolément à une demi heure d'intervalle. Les trois portions sont administrées, à moins
que l'on ait suffisamment vomi dès la première
ou la seconde. Cette quantité doit être augmentée
ou diminuée selon la force et la constitution des
individus. Lorsque les vomissements de bile ont
été assez abondants, les malades sont ordinaire-

ment bien soulagés ; s'il existe des signes d'embarras intestinal, il est utile d'avoir recours aux purgatifs. Les salins conviennent surtout : néanmoins les autres peuvent aussi être employés.

Après avoir administré les évacuants de la bile, on fait prendre le sulfate de quinine. La dose, comme dans les autres fièvres intermittentes, est de douze à quinze décigrammes, en trois ou quatre jours. Toutefois, s'il existe réellement des signes prononcés de phlegmasie, il faut aussi avoir recours à la saignée ou aux sangsues. C'est une chose indispensable, car alors la maladie est complexe ; l'élément bilieux n'est point seul en action, l'élément inflammatoire joue aussi un rôle.

Au reste, dans cette forme de fièvre, comme dans toutes les autres, les fébrifuges ne peuvent être administrés que dans les intermittences, et le malade ne doit prendre que des boissons désaltérantes pendant les accès.

CHAPITRE SIXIÈME.

De la Fièvre intermittente adynamique. — Qu'est-ce que l'adynamie. — Causes des affections adynamiques. — Symptômes
des affections adynamiques et de la fièvre adynamique proprement dite. — Traitement. — Observations.

La fièvre intermittente est adynamique lorsqu'elle
est accompagnée d'un affaiblissement des forces
vitales.

Les causes qui font prendre à la fièvre intermittente le caractère adynamique sont les mêmes qui
donnent lieu à toutes les affections adynamiques en

général. Ces causes sont très nombreuses : tout ce qui empêche directement ou indirectement la nutrition, produit l'adynamie. Ainsi le défaut d'aliments, leur mauvaise qualité, l'abus des liqueurs spiritueuses. Cette dernière cause y contribue de deux manières ; d'abord par l'irritation du canal alimentaire, qui à la longue, trouble les fonctions digestives, ensuite par l'excitation des fonctions cérébrales qu'elle entretient et qui finit par les user, alors une prostration générale y succède, les gaz impropres à la respiration, la font naître, en empêchant l'hématose. L'usage abusif de l'opium, du tabac et de tous les narcotiques sont des causes d'adynamie de l'appareil cérébral. Les travaux de l'esprit agissent de même ; ils fatiguent, usent les fonctions de l'intelligence ; les chagrins, les revers de fortune, la crainte, les inquiétudes la produisent encore en abattant l'énergie morale.

Le tempérament lymphatique et le bilieux y prédisposent. L'épuisement causé par les maladies antérieures y donne lieu. Les hémorrhagies habituelles, les suppurations abondantes, en appauvrissant le sang ; les inflammations du tube digestif, en empêchant la nutrition ; la grande chaleur, en énervant les propriétés vitales ; le froid excessif, en produisant leur sédation ; l'abus des plaisirs de l'amour , tous les excès d'action des organes, en usant l'inervation, sont autant de causes d'adynamie.

Les grandes émotions morales peuvent même produire une adynamie foudroyante ; car elles troublent si fortement l'influx nerveux qu'elles abolissent, détruisent les forces vitales. C'est ainsi qu'ont lieu certaines morts subites.

La douleur, lorsqu'elle est trop vive, suspend, arrête, détruit la vie. M. Marjolin nous a raconté dans ses leçons, l'histoire d'une femme qui fut opérée à l'Hôtel-Dieu d'une tumeur, dont l'ablation nécessita la section d'un grand nombre de filets nerveux. Peu de sang fut répandu, mais les souffrances avaient été si atroces, qu'elles causèrent la mort. La vie fut perturbée, épuisée par la douleur. L'autopsie ne révéla aucune lésion qui pût expliquer la mort. Ainsi, l'influx nerveux, la vie, les forces vitales sont susceptibles d'être frappés d'adynamie, anéantis par les agents qui agissent sur eux avec trop de violence ; il y a alors destruction par excès d'action. Ici c'est la vie cérébrale qui manque et qui entraîne la mort de tout l'organisme, mais la vie organique elle-même peut aussi tomber dans l'adynamie. Ainsi, par exemple, dans les grandes plaies par arme à feu, la commotion causée par la poudre à canon, suspend les fonctions de la vie organique ; il y a arrêt momentané dans celle - ci. La congélation des membres des différentes parties du corps fournit encore un exemple d'adynamie des forces organiques. Le froid détermine une sédation si grande, que ces forces sont anéanties. Les tissus vivants rentrent sous l'empire des lois physiques contre lesquelles ils eussent réagi si la vitalité n'eût pas fait défaut.

Les symptômes des affections adynamiques considérées en général sont les suivants :

Les malades sont couchés sur le dos, toutes les forces sont prostrées, le visage est jaunâtre, terreux, il exprime l'abattement ; les traits sont affaissés, le nez effilé, les yeux cernés.

La langue présente une teinte noirâtre ; les gencives, les dents sont couvertes d'un enduit fuligineux ; les lèvres, pâles. La faim est nulle ; le goût, pâteux ou éteint. Les malades préfèrent les boissons acides. La déglutition est difficile : il existe une diarrhée fétide, le ventre est météorisé.

Le pouls est lent, faible, dépressible ; les battements du cœur sont lents et peu développés.

La respiration est difficile, rare ; l'épiderme, fendillé, ce qui donne à la peau un aspect terreux. Celle-ci est moins chaude qu'en santé ; elle présente une teinte bleuâtre, d'autres fois légèrement jaune. Elle est le siège de sueurs visqueuses partielles ou générales. Sa vitalité est quelquefois si affaiblie que ni les vésicatoires, ni l'eau bouillante ne peuvent l'enflammer. Elle se couvre d'ecchymoses, de pétéchies, véritables infiltrations sanguines qui proviennent de ce que les vaisseaux capillaires ayant perdu leur vitalité se laissent rompre et distendre passivement par le sang. C'est encore par l'effet de cette extinction des propriétés vitales de la peau que des escharres gangréneuses se forment aux vésicatoires, au sacrum et aux parties qui supportent le poids du corps. Des hémorrhagies passives peuvent encore avoir lieu par les membranes muqueuses du nez, des intestins, de l'utérus et de la vessie.

Les urines sont noirâtres : elles s'échappent involontairement par trop plein, ou bien il y a rétention de ce liquide. Dans ces deux cas, la vessie cesse de se contracter par suite de son défaut de sensibilité ; elle est alors distendue et forme une tumeur à la région sus pubienne.

La vue est affaiblie, les yeux sont inanimés, ternes, égarés. L'odorat est émoussé ou anéanti ; l'intelligence, diminuée. Les malades ne répondent pas aux questions qui leur sont adressées, à moins qn'on ne les réitère et qu'on ne les tourmente. Les affections sont éteintes ; il y a quelquefois des baillements fréquents, cependant il n'existe point de sommeil à proprement parler, de ce sommeil réel, qui est réparateur, mais un état intermédiaire entre le sommeil et la veille ; un comma vigil qui ne constitue point l'accomplissement normal de cette fonction si utile, et partant n'apporte aucun bienfait.

La contractilité musculaire est affaiblie ; aussi les mouvements sont lents, les membres et tout le corps obéissent aux lois physiques et glissent vers les parties déclives du lit. C'est ce qui explique l'accumulation des urines dans la vessie par l'inertie des fibres charnues de ce réservoir, l'évacuation involontaire des matières fécales par suite du relâchement des muscles constricteurs du rectum, le ralentissement de la circulation par la diminution des contractions du cœur. Enfin, la rareté de la respiration par le défaut d'action des muscles inspirateurs.

La voix est affaiblie ou éteinte, les désirs vénériens nuls. Les parties génitales dans la flaccidité la plus complète, la menstruation n'a plus lieu. Chez les femmes en couches, les lochies se suppriment, les mamelles se flétrissent.

Tous ces symptômes sont l'expression de l'affaiblissement des propriétés vitales de l'organisme. C'est la vie générale qui se retire, qui s'éteint ; il n'est pas étonnant qu'il se rencontre des conditions où tous les organes de l'économie sont simultanément frappés d'adynamie ; car si nous examinons successivement ces mêmes organes ou systèmes, nous verrons qu'ils sont tous susceptibles d'y tomber isolément. Le système sanguin, par exemple, est dans l'adynamie, la faiblesse, la langueur chez les chlorotiques, chez ceux qui ont éprouvé de grandes pertes de sang, chez les femmes qui ont allaité longtemps, chez les individus qui ont eu de grandes suppurations. Le système nerveux, le cellulaire, les organes des sens peuvent également en être atteints. Il en est de même du système cérébro-spinal chez les idiots : chez eux, en effet, l'intelligence et les affections sont nulles ; les mouvements, lents ; les sens, obtus ; la sensibilité générale, presqu'éteinte. Ils sont peu impressionnables aux agents physiques ; les sympathies ne s'exercent pas dans leurs maladies : tout l'organisme est dans la torpeur. Ils portent, sans en éprouver aucune douleur, des lésions graves qui entraînent sans réaction apparente, la destruction des organes. Ils meurent quelquefois tout à coup sans qu'aucun phénomène fébrile ait fait soupçonner en eux une affection grave. C'est aussi par la diminution de la sensibilité vitale que fait naître le progrès des années chez les vieillards, que ceux-ci sont atteints quelquefois de pneumonie ou d'une autre phlegmasie qui échappe à l'examen du médecin lui-même, s'il n'interroge pas scrupuleusement et successivement tous les organes; mais s'il porte un œil attentif, il lui arrive de reconnaître, après des recherches quelquefois minutieuses, des lésions qui lui font pronostiquer une mort imminente lorsque l'état général n'inspire aux personnes étrangères à la science aucune crainte immédiate.

Ne doit-on pas considérer comme une adynamie un défaut d'activité du système cellulaire, l'amaigrissement squelettique que présentent certains individus, dont la maigreur constitue toute la maladie. Leur santé est débile, quoiqu'aucun organe ne soit spécialement malade. La nutrition ne se fait qu'imparfaitement : leurs chairs fondent faute de se réparer. Certes, cet état morbide ne peut s'expliquer par une suractivité de l'absorption interstitielle, mais bien par un défaut d'action de la nutrition même ; car ces personnes trouvent peu d'aliments qui leur conviennent, parce que les organes digestifs sont inhabiles à remplir leurs fonctions, tan-

dis que si l'absorption est grande et rapide, la faim
est vive et insatiable. C'est donc le travail de l'assi-
milation qui est dans la langueur, la torpeur ; aussi
l'organisme tout entier tombe-t-il dans un affaiblissement remarquable. Ces individus ne peuvent
changer leurs habitudes sans en être incommodés ;
ils sont languissants, souffreteux, malingres, impressionnables aux agents physiques. Cet état d'ailleurs n'est particulier à aucun âge ; il se rencontre
chez les jeunes gens comme chez les vieillards :
c'est ici la nutrition qui se ralentit comme elle s'a-
nime dans l'hypertrophie.

L'adynamie du système vasculaire existant,
comme je l'ai déjà dit, chez les individus anémiques,
l'appareil de l'hématose est dans la torpeur, la peau
pâle, exsangue. Les veines sont diminuées ; les lèvres, décolorées ; les battements du cœur, très faibles
cessent facilement et produisent des syncopes. Le
visage présente une teinte cadavéreuse. Les chairs
sont molles ; toute l'économie languit, parce que
le sang est moins riche et ne porte plus aux organes
les matériaux suffisants pour leur entretien. Il ne
stimule plus assez le cœur : de là les battements
de ce viscère se ralentissent et bientôt l'organisme
tout entier tombe dans la faiblesse, faute de substances réparatrices. Ici l'adynamie générale est consécutive à celle d'un système.

L'appareil alimentaire est le siège d'une véritable adynamie dans certains états caractérisés par la langueur des fonctions nutritives et appelés d'une manière générale dyspepsies. Les digestions ne se font que très lentement ; les organes gastro-intestinaux sont frappés d'inertie ; leur action est affaiblie, leur contractilité même ralentie, par l'effet de la diminution de la vitalité.

L'adynamie peut encore frapper isolément ou simultanément les organes des sens ; ils peuvent aussi en être atteints originellement.

Ainsi, il y a adynamie de la vision chez les personnes qui ont une faiblesse congéniale de sensibilité de la rétine. Les individus chlorotiques, les anémiques présentent une adynamie de la vision, accidentelle et momentanée ; elle a lieu constamment chez les vieillards, même indépendamment de l'applatissement du globe oculaire. Elle se manifeste liée à l'adynamie générale chez les mourants. Ces derniers, en effet, perdent quelquefois la faculté de voir, lors même qu'ils ont encore conservé toute leur présence d'esprit.

L'appareil de l'audition offre des exemples d'adynamie dans une foule de cas. Ainsi, chez les vieillards la surdité se développe par suite de l'extinction des propriétés vitales. Elle existe originellement chez les sourds de naissance ; chez eux elle tient quelquefois à une altération organique, mais elle peut dépendre d'une véritable asthénie nerveuse. Elle survient aussi chez les mourants par l'effet de la diminution de toutes les forces vitales.

L'odorat est encore atteint d'adynamie originellement chez un grand nombre d'individus, dont les autres sens sont d'ailleurs bien développés. Ce sens s'émousse aussi d'une manière constante avec les années. Il s'affaiblit dans un grand nombre de circonstances, sans altération matérielle appréciable ; c'est une simple diminution de l'inervation.

Il en est de même de la faculté de goûter, elle est primitivement peu développée chez certains individus ; elle s'affaiblit chez tous les vieillards, quoiqu'on ait dit le contraire. Elle s'affaiblit aussi par l'abus des substances stimulantes ; elle s'éteint quelquefois spontanément sans cause connue, elle s'observe même isolément en l'absence de toute autre affection morbide.

Enfin, l'adynamie du système sexuel s'observe souvent chez ceux qui ont fait abus des plaisirs de l'amour. Elle survient constamment dans la vieillesse. Elle existe quelquefois originellement ; elle est susceptible de se développer spontanément sans cause connue. Les travaux intellectuels peuvent la produire, l'action trop grande du cerveau absorbant toutes les forces vitales. Aussi les anciens disaient-ils que les muses étaient vierges. Lafontaine a dit, avec raison :

« Un muletier à ce jeu vaut trois rois. »

L'adynamie est donc la sédation des forces vitales. Lorsqu'elle devient complète et générale, la vie cesse : a-t-elle toujours lieu par suite de la diminution de l'action du cerveau, ou bien a-t-elle également lieu dans tous les organes, par l'extinction de leur vitalité propre ? En un mot, se produit-elle parce que l'appareil cérébral seul et le premier cesse d'agir, d'envoyer son stimulus pendant que les autres organes ont encore conservé leur degré de vitalité habituelle ? Je pense que l'organisme tout entier peut être atteint d'adynamie, faute de recevoir l'influx du cerveau, mais que celle-ci est susceptible de se produire aussi primitivement et isolément dans les autres organes et appareils. On trouve la preuve de cette première assertion dans ces morts subites qui ont lieu à la nouvelle ou à la vue d'un grand événement, et après lesquelles l'anatomie pathologique ne révèle aucune cause matérielle de mort. La vie cérébrale éprouve une si grande perturbation qu'elle s'anéantit jusque dans l'organisme tout entier. C'est ainsi que toutes les causes morales déterminent une adynamie générale consécutive à l'adynamie de l'encéphale. De même, la crainte, les revers, abattent l'énergie et produisent une asthénie de cet organe, qui s'étend bientôt au reste de l'économie. Un semblable résultat a lieu aussi par des causes entièrement différentes. Dans certains états d'excitation du cerveau, l'atonie générale survient parce que toutes les forces se concentrant sur lui, il cesse d'envoyer aux autres organes l'excitation qui leur est nécessaire. Mais l'adynamie générale envahit quelquefois simultanément tous les appareils. L'encéphale alors n'est pas primitivement malade, il ne le devient que sous l'influence de la cause qui agit sur l'économie tout entière. Quand la mort a lieu par inanition, on conçoit que ce viscère n'est pas lui-même plus spécialement atteint qu'aucun autre. La mort générale a lieu faute de nutrition. Tous les appareils cessent de recevoir du sang, les substances propres à leur entretien. Ce liquide ne leur porte plus les matériaux indispensables à leur réparation. Alors l'adynamie générale frappe tous les appareils. Elle peut donc reconnaître une autre cause que le défaut d'action du cerveau : quelquefois, il est vrai, elle commence par lui et s'étend ensuite au reste de l'économie. Mais tout ce qui arrête ou empêche la nutrition est capable de la produire. Il est d'ailleurs hors de doute que l'encéphale lui-même et les autres organes sont susceptibles d'être dans l'origine, soit simultanément, soit isolément, atteints d'adynamie.

En effet, toutes les fonctions spéciales et générales peuvent être simultanément et isolément chez le même individu à l'état asthénique. Cette asthénie partielle ou générale se rencontre constitutionnellement chez certains individus. La vie, dit M. Récamier, par cela seul qu'elle existe peut exister à tel état ; c'est-à-dire qu'elle s'observe avec mille degrés depuis la faiblesse voisine de la mort jusqu'au développement le plus merveilleux. Pour s'en convaincre, il suffit d'examiner les différentes fonctions dans toutes les nuances qu'elles présentent, soit chez le même individu passagèrement, soit chez chaque sujet habituellement. Ainsi, ces mêmes fonctions que l'on trouve dans une torpeur momentanée ou habituelle chez quelques personnes, se rencontrent chez d'autres constamment ou accidentellement avec un développement prodigieux. Les facultés intellectuelles, par exemple, n'offrentelles pas d'innombrables gradations, depuis Newton jusqu'à l'idiot ! Newton, cette intelligence sublime,

capable de s'élever jusqu'à l'essence même des choses, Dieu ; et l'idiot, qui n'a pas même l'idée, la
conscience de sa propre existence. Que de degrés
entre ces deux extrêmes ! Nous verrons les mêmes
différences, si nous examinons les fonctions de
chaque système ou appareil.

Que de nuances dans la force musculaire depuis ces hommes qui ont de la peine à remuer
leurs propres membres, jusqu'à ceux qui broient
des pierres dans leurs mains!

Les mêmes variétés s'observent dans tous les
appareils. Ainsi, la sensibilité du système cutané
présente des différences infinies. N'y a-t-il pas des
hommes qui jouent aux cartes sans y voir, avec des
cartes préparées, il est vrai, mais cependant, à
l'aide du tact seul ; tandis que d'autres s'écorchent
sans le sentir.

Il en est de même pour la faculté gustative.
Que de degrés ne présente-t-elle pas? Depuis ces
hommes voraces qui mangent des chairs putréfiées
sans s'en apercevoir, jusqu'à ces Apicius, dont parle
Horace, qui savent distinguer au goût si un poisson
a été pris à une place ou à une autre. «Unde da-
tum sentis, lupus hic Tiberinus, an alto captus hiet?
Pontes ne inter jactatus, an amnis ostia sub tusci.»
(Horace, Satire II, liv. II). On dit que Louis XVIII
reconnaissait au fumet les lapins de la butte.

La faculté d'entendre fournit également des nuances infinies. Les sauvages entendent les pas d'un homme à une distance prodigieuse.

L'odorat est susceptible d'une sensibilité incroyable. On cite l'histoire d'un aveugle, auquel il fournissait le moyen de discerner les hommes des femmes et de reconnaître si sa fille s'était livrée à des actes impudiques.

La vue présente chez quelques personnes une finesse étonnante. Il y a des individus qui aperçoivent les objets au milieu des ténèbres les plus profondes. La plus légère quantité de lumière leur suffit. On assure qu'un gentilhomme anglais ayant été enfermé dans une fosse ténébreuse, parvint peu à peu à voir tout ce qu'elle renfermait.

Le système sexuel enfin présente des degrés infinis. Depuis ces femmes molles, lymphatiques, chez lesquelles les désirs vénériens sont nuls jusqu'à ces Laïs effrénées qui ont perdu toute pudeur. Madame de Warens de Rousseau, nous offre l'exemple de l'état asthénique le plus complet du système sexuel. Cette dame annonce à Jean-Jacques Rousseau, que tel jour, à telle heure, elle se livrera à son amour, et ce jour-là, en effet, elle se donne à lui, seulement pour former son éducation virile. L'acte sexuel n'est pour elle qu'un acte de pure raison; Elle croit qu'il est utile à son ami de connaître la femme. Alors, avec un calme impassible, elle lui apprend ce qu'il ignore, comme elle lui enseignerait à jouer aux cartes ou aux échecs.

Rappellerai-je l'histoire de Messaline? Nous verrons en elle l'exaltation la plus effrayante des appétits vénériens. Cette fille des Césars, préférant une couche de paille à la couche impériale, quitte furtivement la nuit l'empereur pendant qu'il sommeille, se déguise, et sous un nom emprunté, se rend avec une seule esclave dans un infâme lupanar. Là, prostituant le sein qui avait conçu Britannicus, elle demande et accepte de l'argent comme une vile débauchée, puis, après avoir reçu d'innombrables embrassements, lorsque la nuit déjà avancée, le maître de l'ignoble maison renvoie ses filles, elle ne quitte qu'à regret le taudis, la dernière, fatiguée, mais non rassasiée de débauches. Ceci est la traduction libre et succincte des vers suivants :

> Dormire virum cum senserat uxor,
> Ausa palatino tegetem præferre cubili,
> Sumere nocturnos meretrix Augusta cucullos,
> Linquebat comite ancillâ non amplius unâ :
> Et nigrum flavo crinem abscondente galero,
> Intravit calidum veteri centone lupanar,
> Et cellam vacuam atque suam, tunc nuda papillis,
> Prostitit auratis, titulum mentita Lyciscœ.
> Ostendit que tuum generose Britannice ventrem,

Excepit blanda intrantes atque œra poposcit,
Ac resupina jacens multorum absorbuit ictus,
Mox lenone suas jam dimittente puellas ;
Tristis abit, sed quod potuit tamen ultima cellam,
Clausit, adhuc ardens rigidæ tentigine vulvœ,
Et lassata viris, nondum satiata recessit.
(Juv., lib. II. satyra VI).

Ainsi, les forces vitales présentent mille degrés de développement, soit accidentellement, soit constitutionnellement. Il est évident que, si elles se trouvent au-dessus ou au-dessous du type normal, elles constituent un état maladif. J'ai cherché à déterminer la nature des affections adynamiques en général ; j'en ai tracé les symptômes. Maintenant, je vais indiquer la marche et les signes de la fièvre intermittente adynamique proprement dite, mais avant, je dois faire remarquer qu'il faut bien se garder de confondre cette maladie avec la fièvre typhoïde ; celle-ci a été, il est vrai, appelée adynamique, mais cette dénomination est fondée sur un symptôme consécutif à cette affection, qui cependant ne la constitue pas elle-même. Ce symptôme, qui est l'expression de la diminution des forces musculaires est commun à toutes les deux ; mais dans l'une il n'est qu'apparent et relatif, dans l'autre il est réel et absolu. Ces deux adynamies sont aussi différentes que la faiblesse provenant de la faim et celle de l'ivresse. Dans la première, le cerveau n'envoie plus aux muscles leur excitation habituelle, parce qu'il est le siège d'une congestion déterminée par l'absorption de substances trop stimulantes. Dans l'autre cas, la faiblesse est réelle ; il manque des matériaux nécessaires à son entretien. Ainsi, par exemple, quand ce viscère est le siège d'un afflux-sanguin, comme dans l'apoplexie, son influx au lieu d'être anéanti, est seulement empêché. Il n'agit plus, il n'envoie plus aux organes le stimulus qui les anime. Les membres sont dans la résolution, la paralysie ; alors la faiblesse musculaire ne provient point de l'extinction des forces vitales, mais de l'embarras de l'organe encéphalique. Cet embarras est produit par une congestion, si on ôte du sang elle cesse et l'action musculaire se rétablit ; au contraire, dans la faiblesse provenant de la faim, si on donne des aliments, la force musculaire revient également. Ainsi, encore une fois, dans la fièvre typhoïde, l'action du cerveau est empêchée, mais dans la fièvre adynamique, elle manque véritablement. Par conséquent, l'adynamie n'est qu'une forme accidentelle de la fièvre typhoïde ; elle ne constitue pas sa nature dont je n'ai pas du reste à m'occuper ici.

Lorsque la fièvre intermittente se développe dans

un organisme affaibli par une ou plusieurs des causes que j'ai énumérées, ou bien privé originellement d'énergie vitale, elle use rapidement le peu de vie du sujet. Aucune réaction ne s'opère ; l'organisme cède à l'affection morbide, la vie manque et s'éteint. La fièvre intermittente produit quelque chose d'analogue à ce qui arrive lorsqu'un virus morbide est introduit dans l'économie. L'intoxication produit la sédation des forces vitales ; si le sujet est fort la réaction a lieu, s'il est faible l'agent toxique tue, foudroie. La mort a lieu avant la réaction ; l'organisme tombe dans l'adynamie, il est accablé par la cause morbide, il ne peut lui résister. De même, cette fièvre intermittente qui, développée chez un individu robuste, serait suivie d'une réaction, d'une exaltation des propriétés vitales, épuise chez un sujet débilité le peu de vie qui reste et détermine l'adynamie.

La fièvre intermittente adynamique n'est pas très fréquente ; elle est surtout dangereuse lorsqu'elle est quotidienne : elle présente quelquefois le type tierce. On la rencontre même, quoique rarement, avec la forme quarte ; mais aussitôt que l'adynamie fait des progrès, elle devient quotidienne, c'est alors que le danger est imminent : il faut se hâter d'administrer le sulfate de quinine. Je me suis toujours bien trouvé de donner en même temps le vin de quinquina. Plusieurs fois j'ai appliqué des vésicatoires, afin de réveiller la sensibilité cérébrale. J'ai eu le bonheur de ne perdre aucun malade. Le sulfate de quinine ne m'a jamais fait défaut ; il produit les plus heureux effets lorsqu'il est administré à temps. Il est indispensable de continuer l'usage des préparations de quinquina pendant la convalescence. L'alimentation doit se composer de substances très nourissantes, eu égard toutefois à l'état de l'estomac. Je vais citer seulement deux observations : il serait inutile d'en citer un plus grand nombre, car elles sont toutes à peu près semblables.

La première a pour sujet un homme de cinquante cinq ans, d'une constitution débilitée par une mauvaise alimentation. Elle présentait la forme quotidienne ; les facultés intellectuelles étaient anéanties. Le malade bâillait fréquemment ; le pouls était d'une faiblesse et d'une lenteur remarquables. Je fis appliquer des vésicatoires aux jambes, afin de ranimer l'action du cerveau. Le sulfate de quinine fut donné à hautes doses : la fièvre céda promptement ; toutefois la convalescence fut longue : ce ne fut qu'à l'aide d'un vin vieux et d'une alimentation fortement réparatrice que le malade recouvra une santé parfaite. L'usage du sulfate de quinine, à doses modérées, fut continué pendant huit jours après la cessation des accès.

La seconde observation repose sur un homme de quarante ans. Cet individu était d'une constitution lymphathique ; il avait éprouvé des chagrins domestiques et avait depuis longtemps une fièvre intermittente simple tierce. Les accès avaient cédé plusieurs fois au sulfate de quinine, mais ils s'étaient renouvelés après de courts intervalles de disparition. L'opiniâtreté de la maladie, des contrariétés domestiques avaient fortement découragé le malade. Il présentait un abattement extrême ; il était impossible de le faire répondre aux questions qu'on lui adressait. La peau était d'un jaune paille mat ; les veines étaient entièrement disparues ; la figure exprimait l'hébétude ; le pouls était filiforme : il y avait des bâillements, des sueurs froides, des lipothymies. La fièvre qui avait été tierce d'abord était devenue quotidienne. Aussi la faiblesse était-elle très grande. Le sulfate de quinine fut administré à la dose de douze décigrammes en deux fois dans chaque intermittence. On fit en outre prendre cent grammes de vin de quinquina par jour, en trois fois. La fièvre coupée, la médication fébrifuge fut continuée pendant quelques jours et les forces revinrent promptement.

CHAPITRE SEPTIÈME.

De la Fièvre intermittente pernicieuse. — Nature de cette maladie. — Ses transformations infinies. — Impuissance du traitement antiphlogistique. — Efficacité du quinquina.

La fièvre intermittente pernicieuse est une des
plus redoutables et des plus insidieuses maladies
qui atteignent l'homme. Véritable Protée, elle
prend mille formes. Terrible dans sa nature, elle
revêt tous les symptômes morbides possibles. Elle
n'a de constant que la gravité. Pour en faire la des-

cription, il faut en quelque sorte présenter le cadre
entier de toutes les maladies. Car elle peut se présenter avec le cortége spécial à chacune. Elle s'accompagne constamment de plusieurs phénomènes
morbides graves. Cependant, il y en a presque toujours un qui prédomine et à l'existence duquel les
autres paraissent se rattacher. Sa marche est rapide ; elle peut tuer le malade dès le premier accès,
et si la médication ne l'arrête, la mort a lieu presque constamment après un très petit nombre, le
deuxième ou le troisième, rarement plus tard. A la
première vue il est souvent difficile de la reconnaître ; c'est la gravité, l'apparition rapide des phénomènes morbides, quelque chose de singulier,
d'extraordinaire qui la font soupçonner. Le soupçon
acquiert un grand poids quand les accidents cessent
après un court espace de temps, chose rare dans
une maladie non intermittente qui s'annoncerait
avec des symptômes si insolites. Le pays, la saison
servent beaucoup à mettre le médecin sur la voie.
Les phénomènes morbides généraux n'ont rien de
fixe ; il en est de même du symptôme morbibe pré-
dominant : celui-ci est variable à l'infini ; il consiste, soit dans une douleur très vive, soit dans des
évacuations abondantes avec ou sans douleur, soit
dans une véritable phlegmasie intermittente, soit

enfin dans une prostration subite des forces, etc.

Je me contenterai de citer les variétés les plus remarquables des fièvres pernicieuses, mais il faut se rappeler que la localisation n'est rien ; c'est l'élément pernicieux qui doit attirer toute l'attention. Je suivrai simplement l'ordre anatomique.

Fièvres intermittentes pernicieuses avec lésions des fonctions de l'appareil cérébro-spinal. Ce sont la cérébrale, la comateuse, la paralytique, la tétanique et la convulsive.

La cérébrale se manifeste par les symptômes suivants : les malades éprouvent une douleur sourde à la tête ; ils ressentent des engourdissements, des fourmillements dans les membres; ils ont des éblouissements, des bluettes, de la difficulté à saisir les objets peu volumineux, de l'assoupissement. Le pouls est fréquent, la respiration gênée, anxieuse ; la peau chaude, peu sensible aux pincements, aux piqûres. Le toucher et tous les sens sont obtus, la face est ordinairement rouge, vultueuse ; les yeux sont injectés. Ces symptômes se développent avec la fièvre, augmentent avec elle et disparaissent plus ou moins complètement à la chute de l'accès, pour se reproduire avec plus de violence à l'accès suivant. Cette forme de fièvre pernicieuse se rencontre fréquemment dans nos environs avec le type tierce, quelquefois avec le type quotidien, très rarement avec le type quarte.

La comateuse ou soporeuse consiste dans un sommeil invincible qui se développe dans l'accès. Les malades paraissent dormir d'un sommeil profond, mais naturel, d'où rien ne peut les faire sortir. L'assoupissement diminue avec la fièvre, mais il est rare qu'il disparaisse complètement ; le pouls conserve d'abord sa force ordinaire et rien n'indique une affection morbide, si ce n'est cette tendance insurmontable au sommeil : l'état comateux augmente aux accès suivants. La sensibilité diminue, la respiration devient stertoreuse, le pouls s'affaiblit ; néanmoins, il est des cas où l'assoupissement cesse complètement avec la fièvre : ces cas sont fort dangereux, car alors la fièvre ne paraît pas aussi grave, ce qui n'empêche pas le retour des accès. Werlhof rencontra un jour une femme qui, quoiqu'elle parût bien portante, lui dit avoir eu déjà deux accès de fièvre et l'engagea à venir la voir le lendemain, jour où elle devait être reprise. Ce médecin s'étant rendu chez elle, il la trouva dans un accès comateux d'où il fut impossible de la faire sortir, et dans lequel même elle mourut avant qu'il ait pu combattre la maladie.

La paralytique ou hémiplégique s'accompagne de tous les symptômes d'une congestion d'un des hémisphères cérébraux. Les malades éprouvent des engourdissements, des fourmillements dans un côté du corps avec difficulté de saisir du bras malade les objets peu volumineux, diminution de la sensibilité de la peau de tout un côté, éblouissements, tintements d'oreilles, douleur frontale, somnolence, pouls plein, animé, soif, face rouge. Ces symptômes sont produits évidemment par une congestion d'un des côtés du cerveau. Ils diminuent avec la fièvre et se reproduisent d'une manière effrayante avec l'accès suivant. Nul doute que si l'on n'arrêtait pas la fièvre, il en résulterait une hémorrhagie qui produirait une paralysie incurable, si toutefois le malade ne succombait pas. J'ai observé cette forme avec le type quotidien.

La tétanique est caractérisée par des contractions musculaires permanentes. Ces contractions peuvent occuper différentes parties du corps. Si elles ont leur siège à la face, les yeux sont fixes ; tous les muscles de cette région éprouvent des contractions particulières. Les mâchoires ne pouvant s'écarter, la déglutition, la parole, la mastication sont impossibles. La contraction des muscles de la mâchoire prend le nom de trismus. D'autres fois, ce sont les

muscles du cou qui sont contractés. Si la tête est
fléchie en avant phénomène que l'on nomme em-
prosthotonos , la contraction peut être assez forte
pour que le menton aille s'appliquer fortement sur
le thorax. Lorsque la contraction occupe les muscles
postérieurs du cou, la tête se renverse en arrière :
c'est ce que l'on appelle opisthotonos ; elle peut
être portée jusque sur la colonne vertébrale ; ce dernier état est encore plus affreux que le premier. Si
les muscles de l'appareil respiratoire sont atteints,
le danger devient très grand. En effet, lorsque tous
les muscles de cet appareil se trouvent frappés en
même temps de roideur tétanique, la respiration est
suspendue et la mort immédiate. Enfin, les contractions peuvent affecter les différentes parties de l'appareil musculaire et donner lieu à une foule de
désordres. Quelquefois l'intelligence reste libre au
milieu de tous ces accidents, la position des malades est alors horrible, surtout quand les muscles de
la face sont contractés, car ils ne peuvent exprimer
leurs souffrances, ni en demander le soulagement.
D'autres fois il y a de violentes douleurs de tête
avec délire ; les yeux sont étincelants, immobiles.
Ces accidents cessent plus ou moins complètement
dans l'intermittence. Cette forme prend ordinairement le type tierce.

La convulsive a pour symptômes des contractions irrégulières. Les muscles de la face et ceux des yeux s'agitent spasmodiquement. Les pupiles sont quelquefois inégalement contractées ; les mâchoires sont serrées ; le pouls est petit. Les muscles de l'appareil respiratoire sont souvent convulsés. Cette forme se rapproche beaucoup de la précédente.

Fièvres pernicieuses avec lésions de l'appareil digestif. Ce sont : l'Hydrophobique, la Cardialgique, la Cholérique, et la Dyssentérique.

L'hydrophobique se présente avec les symptômes propres à l'hydrophobie. Il y a horreur des liquides, délire furieux, envies de mordre, sécrétion abondante de salive, impossibilité d'avaler. La lumière cause de vives douleurs ; les malades crachent continuellement sur tout ce qui les environne.

La cardialgique est une des plus cruelles. Elle consiste dans une vive douleur, ayant son siège à l'estomac ; elle est ordinairement accompagnée de vomissements, de nausées. La souffrance est assez violente pour faire perdre connaissance. Elle jette l'organisme dans une faiblesse effrayante. L'appa-

reil musculaire tombe dans la prostration ; toutes
les forces vitales semblent enchaînées par la douleur. La peau se refroidit, le pouls devient insensi-
ble, la vie paraît prête à s'éteindre. Elle débute
ordinairement d'emblée, d'autrefois elle se développe dans le cours d'une fièvre intermittente simple,
elle présente presque toujours la forme tierce. La
mort peut avoir lieu dès le premier accès ; elle
arrive souvent dans le second ou le troisième. Il est
rare que la vie se prolonge jusqu'au cinquième.

La cholérique s'annonce par des vomissements et
des évacuations bilieuses vertes avec une douleur
vive à l'estomac ; les extrémités se refroidissent, la
peau devient bleuâtre, la voix s'affaiblit, les traits
s'altèrent, le pouls est petit ; des sueurs froides,
partielles ou générales ont lieu. Ces symptômes
sont ordinairement précédés de plusieurs accès de
fièvre intermittente simple. Une fois développés, ils
font des progrès rapides. Les crampes peuvent exister, mais elles ne sont pas constantes. Le deuxième
ou le troisième accès, au plus, enlève le malade :
elle prend ordinairement la forme tierce.

La dyssentérique se révèle par des évacuations
abondantes, muqueuses, sanguinolentes, des tranchées avec ballonnement de ventre. Le pouls est
faible, fréquent, misérable ; les malades tombent

dans la prostration. La soif est vive ; il y a du ho-
quet. La face est altérée, grippée ; la peau, froide ;
quelquefois il survient des vomissements de matières
semblables à celles qui sont rendues par les évacuations. Elle prend la forme tierce.

*Fièvres pernicieuses avec troubles des fonctions de l'appareil
respiratoire. Ce sont : la syncopale, la pleurétique, la
diaphragmatique.*

La syncopale a pour signes distinctifs des syncopes fréquentes avec tout le cortége d'accidents
qui accompagne ordinairement ce phénomène morbide. Ce qu'il y a de singulier dans cette forme de
fièvre, c'est que rien ne peut expliquer les syncopes
ou défaillances. Ainsi il n'existe point de vive douleur, point d'hémorrhagie, point d'évacuations abondantes, rien, en un mot, de ce qui affaiblit et cause
cet accident. Le malade est dans une faiblesse extrême ; le plus léger mouvement détermine les défaillances. La face est pâle ; il y a des vertiges, des
sueurs froides, le pouls est faible, fréquent ; la
vie semble toujours prête à s'échapper. La faiblesse va en augmentant, les syncopes deviennent
de plus en plus fréquentes ; le pouls devient inter-

mittent et rare; les malades sont glacés. Enfin, la vie s'éteint : si la mort n'a pas lieu dans le premier accès elle arrive infailliblement au second.

La pleurétique consiste dans une douleur de côté, vive, pongitive ; il semble que le malade va étouffer faute de pouvoir dilater ses poumons; en même temps, il existe une toux sèche déchirante. Le pouls est petit, fréquent d'abord, puis il devient dur. Le malade est en proie à une anxiété extrême; la soif est très vive ; il y a des frissons, une grande faiblesse; cependant la douleur diminue peu à peu et cesse enfin pour se reproduire à l'accès suivant. En résumé, cette affection présente tous les symptômes d'une pleurésie, elle n'en diffère que par l'intermittence. C'est contre cette dernière que le traitement doit être dirigé, car elle constitue la cause, l'essence de la maladie. Cette fièvre pernicieuse prend le plus souvent la forme tierce, quelquefois aussi elle présente le type quotidien.

Fièvres intermittentes pernicieuses avec lésions de l'appareil cutané. Ce sont : l'algide, la sudorale, l'exanthématique;

Dans la fièvre algide, le froid remplit tout l'accès. Le refroidissement de la peau est le phénomène le

plus saillant; l'organisme étant accablé par la cause
morbide, il reste sous son action sans pouvoir réa-
gir. Ce n'est donc pas, à proprement parler, une
lésion de l'appareil cutané ; mais comme le froid
de la peau est le symptôme le plus frappant, on peut
classer cette forme de fièvre parmi celles qui s'accompagnent des troubles de cet appareil. Le froid
est excessif; il y a prostration des forces : c'est la
continuation, la persistance du froid faute de résistance vitale. Cet état s'accompagne de tous les
symptômes de la débilité. Le corps est froid et présente un aspect cadavéreux; il y a des syncopes;
le pouls est d'une faiblesse extrême; il existe une
grande oppression ; il semble que la vie va s'éteindre. On éprouve de grandes difficultés à réchauf-
fer le malade. Cependant, il est en proie à une soif
vive, comme s'il était dans la période de chaleur.
Enfin, après un temps ordinairement fort long, la
vie se ranime peu à peu, le pouls se relève et revient
insensiblement à l'état normal, car la réaction n'est
jamais forte. Dans cette condition de l'économie,
s'il survient un second accès il enlève le malade.

La sudorale est caractérisée par des sueurs considérables, froides, visqueuses, qui déterminent
par leur abondance un affaiblissement extrême,
comme toutes les grandes évacuations. Le pouls

est faible , petit ; les muscles sont dans la flaccidité ; les traits sont altérés ; le malade a le sentiment de sa faiblesse ; tout l'appareil musculaire est
dans le relâchement , ce qui explique la petitesse
du pouls et la difficulté de la respiration. Le frisson
est d'une courte durée, ainsi que la période de chaleur ou de réaction. L'accès tout entier semble
rempli par la période de sueur qui, dans les fièvres
normales, est la dernière. Ce qui est spécial à cette
affection c'est le froid qui accompagne la sueur ;
la réunion de ces deux phénomènes rend le pronostic très redoutable. La mort arrive souvent dans
le premier accès, soit qu'il ait été précédé de plusieurs accès de fièvre intermittente simple, soit
qu'il débute d'emblée. Il arrive aussi quelquefois
que les deux premières périodes aient lieu sans aucun phénomène morbide grave ; puis il survient une
sueur froide excessive avec un refroidissement glacial de tout le corps.

La fièvre pernicieuse exanthématique se recon-
naît à une éruption de mauvaise nature. Ce sont
des taches rouges ou violacées, des petechies. Il y
a en même temps des nausées, des vomissements,
une douleur, un sentiment de constriction à l'estomac. Le pouls est petit, concentré, fréquent ; la soif,
vive. A la chute de l'accès, le pouls se relève, les

sueurs coulent, l'éruption diminue. Les mêmes accidents se reproduisent avec une gravité croissante aux accès suivants, et le malade succombe inévitablement au troisième ou au quatrième au plus tard.

Ainsi, la fièvre pernicieuse se présente avec d'innombrables genres de désordres ; elle se rattache à des lésions de toute espèce , de tous les organes et de tous les appareils. Ces lésions sont tantôt des troubles fonctionnels , tantôt des troubles d'inervation, tantôt des troubles de sécrétion, tantôt enfin, de véritables phlegmasies. Elle peut, en effet, accompagner ou produire des phlegmasies des plèvres , des poumons, de la vessie, de l'utérus, etc. En un mot, elle se présente sous mille aspects, accompagne toutes les affections morbides simples ou complexes. Ses formes sont multiples, mais elle ne doivent être comptées pour rien : elles ne sont que la superficie ; la substance, c'est la fièvre. Toutes les fois qu'une maladie offre quelque chose d'extraordinaire, il ne faut pas tâtonner, pas hésiter, quand même les périodes de la fièvre ne sont pas bien accusées, car la violence du mal peut les masquer : si on temporise, le malade est perdu. La fièvre pernicieuse est un ennemi avec lequel on ne fait pas de trève ; tout retard est une défaite. Le sage a dit : dans le doute abstiens-

toi ; le pyrétologiste, au contraire, vous dit impé-
rieusement : dans le doute agissez.

Avant la découverte du quinquina, la médecine,
sans défense contre cette cruelle maladie, était ré-
duite à annoncer le danger sans pouvoir le combattre. Le Nouveau Monde nous a donné une arme qui,
dirigée par des mains expérimentées, ne fait jamais
défaut.

Torti, un des hommes les plus illustres de la
médecine italienne, avait fait connaître d'une manière irréfragable, la nature périodique de la fièvre
pernicieuse ; il avait de plus démontré la puissance
infaillible du quinquina contre cette redoutable
maladie. Ces données étaient acquises à la science
et devaient pour le bien de l'humanité rester invinciblement admises. Malheureusement, il n'en fut
point ainsi ; l'esprit de progrès ayant envahi le
monde depuis un demi-siècle, on voulut rompre
avec le passé. Considérant comme non avenu tout
ce que les hommes de génie avaient acquis, la
science des anciens fut traitée de routine, leurs opinions de préjugés. Mais quand on se dépouille de
la science du passé, comme d'un vêtement usé, c'est
alors qu'on aperçoit la nudité de son ignorance.
L'homme qui répudie le passé pour faire tout seul
un grand ouvrage, est comme celui qui, voulant

édifier un monument voisin des cieux, commencerait par applanir le terrain. Ne serait-il pas plus
sage et plus prompt de bâtir sur un sol élevé par
la nature et consolidé par le temps ? Travailleurs
infatigables qui voulez aussi porter le monument
de la science jusqu'au ciel, ne détruisez pas les fon-
dements que vos prédécesseurs ont péniblement
construits. Contentez-vous d'y ajouter quelques
pierres, ce sera assez pour votre gloire ; car, hommes d'un jour, vous n'aurez ni le temps ni la force
de l'achever pendant votre vie éphémère, et vaine-
ment l'humanité elle-même, pendant sa vie entière,
y aura employé ses labeurs, l'heure de l'éternité
sonnera qu'il ne sera pas encore terminé.

Peu d'hommes dans ce siècle si fécond en nova-
tions, n'avaient été mieux favorisés des talents propres à renverser les idées acquises que Broussais,
génie puissant, homme de luttes, maniant l'ironie
avec subtilité ; dialecticien vigoureux, toutes les
armes lui étaient bonnes, il s'en servait avec une
égale adresse. Pendant vingt ans, ce hardi novateur
a battu en brèche l'édifice médical gardé par l'é-
cole de Paris. Attaqué sans relâche et de tous côtés,
le vieux monument séculaire s'est abattu. Broussais,
devenu maître, s'est hâté de reconstruire sur ses
ruines un édifice plus moderne. Mais celui-ci, plus

élégant que solide, est déjà lézardé de toutes parts, et il est facile de voir par où la chute est imminente.

Malheureusement, les essais en médecine ne se font qu'au péril de la vie des hommes. Négliger le passé, c'est s'exposer à faire des épreuves déjà reconnues funestes, et partant, à éprouver de nouveaux revers qu'on eût évités avec l'expérience des choses antérieures. Se priver de l'autorité du passé, c'est redevenir enfant dans la science et se lancer de nouveau dans la route des tentatives. C'est surtout à l'égard de la fièvre pernicieuse que ce mépris du passé a eu des résultats bien funestes : Broussais, poursuivant une idée absolue, voulant ramener toutes les maladies à un principe unique, n'excepta pas la fièvre pernicieuse de son unité morbide, il en fit une variété de la gastrite, une irritation gastro-spinale. Il trouva de nombreux partisans ; car l'absolu plaît à l'esprit humain : c'est le plus simple et le plus facile. Le quinquina fut donc mis de côté ; la saignée, cette nouvelle panacée, le remplaça. Mais la mort est venue donner un contredit accablant à la doctrine du grand réformateur.

La médecine, en oubliant le passé, avait fait un pas en arrière, et, comme l'a dit M. de Ravignan, quand la vérité est en arrière, le progrès c'est le retour. Il a fallu retourner sur le passé pour avancer vers la vérité, car on n'avait fait de progrès que dans l'erreur. On est donc revenu à la doctrine de Torti, qui est la vérité sanctionnée par l'autorité du temps. La fièvre pernicieuse n'est point une inflammation, c'est une affection périodique particulière, et le quinquina la guérit. Son action est inconnue, mystérieuse, il est vrai, mais infaillible. Comment s'exerce-t-elle? on ne le sait pas, mais le fait n'en demeure pas moins certain.

Le traitement consiste donc dans l'administration du quinquina, ou mieux, du sulfate de quinine. Dans cette fièvre, comme dans toutes les autres, on doit s'attacher à faire cesser les complications qui peuvent s'opposer à l'usage de ce médicament, ou aggraver les désordres. S'il existe des symptômes d'irritation, il faut employer les antiphlogistiques, et en thèse générale, toutes les complications doivent être combattues simultanément avec la cause spéciale, par le traitement qui leur est propre à chacune. Mais le quinquina est l'agent thérapeutique principal, et à l'administration duquel on doit attacher la première importance. Il faut donner ce médicament à la chute des accès, car il n'y a pas de temps à perdre. Si les accès sont subintrans, on le fait prendre au déclin de l'accès, avant même que le suivant ait eu le temps de se développer. Le sulfate de quinine doit être prescrit à une dose assez élevée ; ainsi, on en donne au moins huit décigrammes dans l'intermittence. Cette quantité ne m'a jamais fait défaut ; cependant, j'ai eu un jour bien de l'inquiétude sur le sort d'une malade à qui je l'avais administrée. Cette personne habitait la campagne : elle avait eu un accès de fièvre pernicieuse cérébrale. Le lendemain, elle fut prise à la même heure, des mêmes accidents que le jour précédent, quoiqu'elle eût pris huit décigrammes de sulfate de quinine. On vint me chercher en grande hâte. Pendant toute la route, je restai incertain entre la crainte de l'insuffisance de la dose du médicament et la confiance que j'avais en son action. A mon arrivée, la malade était très bien ; tous les accidents de la veille s'étaient, il est vrai, reproduits, mais ils n'avaient pas duré plus d'un quart d'heure. Ainsi, l'accès avait été considérablement modéré, abrégé, mais non entièrement coupé. En résumé, on doit administrer une dose élevée de sulfate de quinine, au déclin même de l'accès, dans la crainte de perdre du temps. Si l'on présumait que la durée de l'intermittence fût longue, on pourrait, quand il s'est écoulé assez de temps pour que le quinine déjà donné ait été absorbé, en donner encore une certaine quantité, afin d'obtenir un succès complet. Du reste, la quantité de ce médicament doit varier selon les tempéraments et les constitutions. Le traitement secondaire ou des complications, varie également comme ces complications elles-mêmes. Il n'y a rien à préciser à cet égard ; le médecin agit selon les indications particulières.

CHAPITRE HUITIÈME.

Nature des Fièvres intermittentes. — Siège des Fièvres intermittentes, placé par M. Piorry dans la rate; et par d'autres auteurs dans la colonne cervico-dorsale. — Antagonisme des Fièvres intermittentes.

Je vais rappeler les idées que j'ai émises sur la nature des fièvres intermittentes. Je citerai ensuite les opinions des auteurs les plus renommés qui ont écrit sur ce sujet. Elles présentent une grande divergence. J'exposerai seulement celles qui ont le plus de crédit.

Je considère la fièvre intermittente comme une concentration périodique du sang sur les organes internes, causée par l'action d'agents extérieurs et suivie d'une réaction des forces vitales qui reporte le sang à la périphérie.

Cependant, les phénomènes fébriles, quoique toujours les mêmes, reconnaissent deux espèces de causes bien différentes. Les unes purement météoriques (le froid humide et les variations atmosphériques) agissent seulement sur la périphérie du corps ; elles en modifient la chaleur et la température : les autres (les miasmes paludéens), agissent autrement ; ils sont absorbés, pénètrent dans l'économie et exercent directement leur influence sur les viscères comme des substances vénéneuses. La nature des phénomènes fébriles varie selon celui de ces deux ordres de causes qui les a produits. Je les examinerai donc d'après ces données.

Lorsque la fièvre intermittente est causée par des agents météoriques simples, elle consiste uniquement dans une congestion intermittente des viscères. Quelques médecins pensent que c'est une affection du système nerveux cérébro-spinal et aussi du système nerveux ganglionnaire. Je n'adopte pas cette manière de voir ; je crois que ces appareils sont d'abord passifs : plus tard ils réagissent selon leur degré d'excitabilité. Ils jouent alors, il est vrai, un rôle dans l'habitude que l'économie contracte à reproduire les phénomènes fébriles. Si on veut considérer cette habitude, une fois développée, comme une névrose des systèmes nerveux cérébro-spinal et ganglionnaire, on doit nécessairement admettre que cette névrose est l'effet et non la cause de la fièvre et, par conséquent, n'en constitue pas la nature.

Quand la fièvre intermittente est engendrée par des miasmes paludéens, elle consiste dans une réaction des forces vitales contre un agent toxique. Voici en effet ce qui a lieu : un miasme est introduit dans l'organisme ; il infecte celui-ci comme un aliment putréfié ou le venin d'un crotale. L'infection de l'économie se manifeste par des frissons, la circulation se ralentit ; alors la périphérie du corps se refroidit comme lorsqu'elle a été soumise à l'impression du froid, mais cette fois le refroidissement est l'effet du ralentissement de la circulation. Puis, les forces vitales résistent, la réaction a lieu, la circulation se ranime ; le retour de la chaleur et les sueurs annoncent le triomphe des forces vitales. Voilà donc un ordre de phénomènes fébriles déterminé par l'introduction de substances délétères. Ainsi, ces phénomènes, quoique tout à fait semblables aux premiers, dépendent d'une cause tout autre. La première agit sur la périphérie du corps ; elle refroidit la peau, refoule le sang vers le centre. La seconde pénètre dans l'économie ; son action s'exerce d'abord au centre et s'étend ensuite à la circonférence. Dans les deux cas, il y a arrêt de la circulation, concentration des forces. Cependant les causes sont différentes dans leur nature ; elles suivent une marche inverse, arrivent par des voies entièrement opposées : aussi, quoique les effets soient les mêmes, la nature de la maladie n'est pas semblable ; dans ce second cas, la fièvre est une réaction périodique de l'économie contre un empoisonnement périodique.

Depuis quelques années, M. le professeur Piorry a fixé l'attention sur l'état volumineux de la rate dans les fièvres intermittentes ; il a fait de cet organe le siège de cette maladie. D'après les préceptes de cet habile praticien, j'ai examiné avec soin les changements que ce viscère subit dans les fièvres intermittentes. J'ai quelquefois constaté par la percussion l'augmentation de son volume après un certain nombre d'accès ; mais je pense que cette modification est l'effet et non la cause de la fièvre. Les accès produisent des congestions viscérales : or, la rate étant un organe éminemment vasculaire, doit être à chaque paroxysme le siège d'un afflux sanguin considérable, il n'est donc pas surprenant qu'elle acquière en peu de temps une grande dimension. Du reste, il peut se rencontrer des cas où la fièvre intermittente dépende d'une affection de la rate; car il n'est pas sans exemple que des lésions d'organes donnent lieu à des troubles fonctionnels intermittents : par exemple l'introduction d'une sonde dans le canal de l'urètre occasionne quelquefois des accès de fièvre intermittente. On voit des accès de fièvre intermittente simple ou pernicieuse se rattacher à des lésions d'organes divers. Ainsi dans la majorité des cas, les affections locales sont l'effet de la fièvre, mais il en est d'autres où elles en sont la cause. Ces faits dérogent aux idées que j'ai émises sur la production des fièvres. Ce sont des exceptions ; il y a toujours et à tout des exceptions.

Plusieurs médecins ont remarqué que certains points de la colonne vertébrale présentent de la sensibilité à la pression dans les fièvres intermittentes anciennes. Ils pensent que cette lésion est la cause de la fièvre. J'ai rarement constaté ce symptôme, mais fût-il constant, il rentrerait dans l'esprit de la théorie générale que j'ai exposée sur les fièvres. En effet, il prouve une irritation de la moëlle épi-

nière. Or, la moëlle épinière est susceptible d'être
le siège de congestions comme les autres viscères
dans les fièvres intermittentes, et ces congestions
peuvent devenir de véritables inflammations lorsque
la fièvre dure longtemps.

M. Boudin assure qu'il existe une loi d'antagonisme entre la fièvre intermittente et la fièvre typhoïde. Cette proposition me paraît trop absolue ; je
pense qu'il n'existe pas, rigoureusement parlant,
d'antagonisme entre la fièvre intermittente et la
fièvre typhoïde, mais que la fièvre typhoïde est modifiée par la cause que produit l'intermittencé ; en
un mot, que l'élément intermittent s'unit à la fièvre
typhoïde et lui imprime la forme intermittente.
Ainsi, je considère comme de véritables fièvres typhoïdes intermittentes, certaines fièvres de mauvais
caractère, qui apparaissent fréquemment chez nous,
en automne, sous l'influence des exhalaisons septi-
ques qui se dégagent de nos marais à cette saison.

On a dit que les miasmes paludéens préservaient
de la phthisie pulmonaire. Cette opinion n'est pas
encore appuyée sur un assez grand nombre de faits
pour être admise dans le domaine de la science.
C'est par des observations prises dans un grand
nombre de localités et en tenant compte des influences qui pourraient contrebalancer l'action

des miasmes que cette question pourra être jugée.

J'aurais encore à citer un grand nombre d'opinions et de théories sur les causes, la nature et le siège des fièvres intermittentes, mais les limites de cet ouvrage m'imposent la nécessité de m'arrêter ici.

CHAPITRE NEUVIÈME.

≋ — ≋

Des moyens d'assainir les pays fiévreux. — **Du desséchement complet des Marais ou de leur immersion à la saison des fièvres, considérés comme propres à faire disparaître ces maladies.** — **Indication spéciale à la Basse Seine.**

La mission du médecin qui étudie une maladie ne consiste pas seulement à faire connaître les signes qui la révèlent, les médications à l'aide desquelles on la guérit, il doit porter ses investigations plus loin, rechercher la cause même qui engendre cette maladie, et, lorsqu'il la connaît, indiquer ce qui peut la détruire et la faire disparaître du cadre nosologiqne : c'est alors seulement qu'il a rempli son but et bien mérité de l'humanité. Pénétré de ces sentiments, je croirais avoir manqué l'objet principal de cet ouvrage si je n'exposais les moyens que je crois capables d'éteindre le principe des fièvres partout où elles existent.

Pour faire cesser ces maladies, il faut détruire les causes qui les produisent. Deux indications se présentent : dessécher les marais au printemps, ou s'opposer à leur desséchement naturel qui a lieu ordinairement en automne.

On peut employer à volonté celui de ces deux moyens que les circonstances de localité ou les raisons d'économie déterminent à préférer.

En desséchant les marais au printemps, on détruit la cause des fièvres, car on fait disparaître l'aliment qui fournit les exhalaisons pendant l'été. Le desséchement à cette époque ne présente pas d'ailleurs les grands inconvénients qu'il offrirait plus tard. En effet, les vapeurs qui s'élèvent alors sont peu malfaisantes, parce que les détritus laissés sur le sol ne sont pas abondants, attendu que la reproduction des animaux n'est point encore opérée et que les débris végétaux ont été consumés pendant l'hiver.

En s'opposant au desséchement en automne, on ne détruit pas, il est vrai, la cause générale des fièvres, les brouillards ; par conséquent, ces maladies continuent à se développer comme de coutume, mais alors elles ne présentent point un mauvais caractère ; car les substances organiques restant sous les eaux, ne se décomposent point et, partant, ne laissent pas échapper de miasmes délétères.

On obtient l'asséchement des marais, en favorisant l'écoulement des eaux par des rigoles et des tranchées, on l'empêche en y faisant affluer l'eau d'un lieu plus élevé.

Ces deux moyens ne sont praticables que sur une petite étendue et dans certaines circonstances ; le premier, l'asséchement est facile lorsqu'il s'agit, par exemple, d'une prairie, d'un étang, d'un abreuvoir, d'un vivier, quand il y a possibilité d'empêcher les eaux d'y parvenir ou de leur donner un libre écoulement. Le second, l'immersion à l'automne, n'est exécutable que s'il existe des eaux dans un lieu plus élevé d'où l'on puisse les faire arriver. Mais quand la cause s'exerce sur un grand espace, sur de vastes contrées, elle rentre alors dans le domaine de l'hygiène publique ; ce sont les gouvernements seuls qui peuvent changer par de grands travaux, la disposition des terrains et remédier à l'état vicieux du pays. Nous voyons dans l'histoire, les gouvernements de toutes les nations s'occuper de ces hautes questions et entreprendre des ouvrages d'assainissement autant que leurs richesses et leurs moyens mécaniques le leur permettent. Ainsi le desséchement des marais Pontins a été entrepris à plusieurs époques, et des résultats satisfaisants ont été obtenus en rapport avec les changements opérés. Les Pharaons en Egypte, ont essayé de canaliser le Nil, de le faire communiquer avec la mer Rouge, autant dans le but de favoriser la navigation que d'éloigner la cause de la peste.

Je ne crois pas inutile de faire ici l'historique des marais Pontins. Ces lieux sont célèbres à cause de leur insalubrité. La connaissance des maladies qu'ils ont causées et des améliorations que les travaux opérés ont produites, nous mènera à proposer les moyens que nous pensons devoir être pratiqués pour faire cesser les maladies des autres pays malsains et des rives de la basse Seine en particulier.

Les marais Pontins sont, comme je viens de le dire, un des lieux de l'Europe les plus remarquablement insalubres. Eloignés de quatre-vingt-dix kilomètres de Rome, ils occupent une des contrées les plus renommées de l'Italie. C'est là que Virgile place le combat d'Enée et de Turnus : ils ont été ensuite habités par les Volsques, petit peuple qui combattit longtemps contre Rome. Il paraît que dès ces temps reculés, on était parvenu, à force de travaux, à les rendre moins délétères. Ils constituent la partie la plus basse d'un pays assez étendu ; on pense qu'ils ont formé d'abord un vaste bassin qui s'étendait jusqu'à la mer et qui était baigné par elle. Les alluvions apportées par les eaux qui s'écoulent des montagnes situées du côté des terres, ont élevé le sol. Des quantités considérables d'arbres y ont poussé, mais l'élévation du terrain n'a point suffi pour le desséchement, parce qu'elle ne s'est point opérée uniformément jusqu'à la mer. Les terres qui en sont le plus rapprochées, se sont élevées au-dessus de celles qui restaient en arrière, formant des couches de différentes hauteurs et constituant des digues à l'égard de celles-ci. Par conséquent, l'écoulement des eaux a été arrêté, des marais se sont établis qui reçoivent les eaux les uns des autres. Les plus hauts se dessèchent promptement, les plus inférieurs ne se dessèchent presque jamais, les eaux y séjournent et s'y corrompent par leur stagnation. Leurs effluves sont nécessairement très insalubres, parce que sous l'influence de la haute température de l'Italie, ces marais sont le siège d'une végétation considérable et le réceptacle d'une grande quantité d'animaux, dont la destruction a lieu à certains moments : aussi les fièvres de mauvais caractère sont-elles endémiques dans leur voisinage.

Les Romains ont entrepris, à plusieurs époques, de grands ouvrages dans le but de détruire ces marais. Appius Claudius les fit traverser dans toute leur longueur par une route. Jules César et Auguste ont cherché aussi à les dessécher ; les invasions des Barbares arrêtèrent les travaux, le temps les détruisit. Plus tard, quand Rome, par reconnaissance pour ses évêques, qui, non contents d'avoir adouci la férocité des Barbares et sauvé ses monuments, l'avaient préservée elle-même d'une ruine totale ; quand, dis-je, Rome eut volontairement et spontanément déféré la puissance civile à ses évêques, ces nouveaux maîtres de la ville éternelle travaillèrent sans relâche à rendre habitables ces lieux insalubres. Léon X, Sixte V et Pie VI, plus que tous les autres, ont dépensé des sommes énormes pour opérer leur asséchement ; néanmoins, il est loin d'être réalisé. Rupini, le dernier ingénieur chargé de ces travaux par Pie VI, commit la faute énorme, malgré sa grande habileté, de ne faire qu'un seul canal pour l'écoulement des eaux. Ce canal étant insuffisant, les marais n'ont pu être entièrement desséchés.

Les attérissements qui se déposent vers l'embou-
chure des grands fleuves en général et de la basse
Seine en particulier, constituent des marais submer-
gés périodiquement, et par conséquent extrêmement
malsains. Aussi, les terrains marécageux et peu
élevés qui avoisinent cette dernière région, ne le
cèdent guère pour l'insalubrité aux marais Pontins.
On sait que la Seine, depuis La Mailleraye jusqu'au
Havre, n'est point renfermée dans un lit solide ;
les côtes qui limitent son bassin sont éloignées les
unes des autres d'une à deux lieues, le sol est formé
de terres mobiles, alluvions apportées par le fleuve.
Le courant, proprement dit, n'a pas plus d'un quart
de lieue de large ; il coule au milieu des terres, portant son lit, tantôt vers une côte, tantôt vers l'autre , selon l'impulsion que les vents et la marée lui
impriment, car la mer vient tous les jours arrêter
sa marche. Remontant très avant dans le bassin du
fleuve, elle passe par dessus les rives et submerge
périodiquement les terres qui le bordent. Je dis
périodiquement, parce que les marées sont sujettes
à des variations. Personne n'ignore que la mer atteint ses plus grandes hauteurs le deuxième jour
qui suit chaque nouvelle et chaque pleine lune ;
avant et après ces deux époques, elle croît et dé-
croît alternativement. Le temps de ses abaissements

prend le nom de morte eau, le temps de ses élévations prend le nom de vive eau. Dans la morte eau
elle refoule à peine le fleuve ; il y a donc entre ses
inondations un intervalle pendant lequel les matières déposées sur le sol restent à sec et se putréfient. Mais, outre ces alternatives d'élévations et
d'abaissements inhérentes aux mouvements de la
mer, le cours du fleuve, comme je viens de le dire,
est lui-même variable. N'éprouvant aucune résistance de la part des terres dans une largeur d'une
à deux lieues, il se porte tour à tour vers une côte
ou vers l'autre, sous l'influence des marées et des
vents. Ces changements, il est vrai, ne sont pas
brusques ; ils se font peu à peu ; ils ont lieu dans
l'espace de plusieurs années. Lorsqu'il s'éloigne
d'une côte, des bancs de sable ou de vase s'y forment insensiblement. A mesure qu'ils s'élèvent, la
mer y monte moins souvent, et quand ils ont atteint
leur plus grande hauteur, ils ne se couvrent plus
que dans les grandes marées : ce qui n'a lieu que
deux fois chaque mois.

Les attérissements s'établissent sur deux plans
et constituent deux espèces de marais. Le plus rapproché des eaux est le plus bas et le dernier formé.
Il se couvre d'eau à chaque marée ; les herbes n'y
poussent pas encore : c'est un sol très mou qui cède

sous les pieds de l'homme, et qui ne peut être fréquenté que çà et là dans les endroits les plus fermes. Les pêcheurs le parcourent quand la mer est basse; ils y placent leurs filets qu'ils étendent sur de longues lignes, de manière à arrêter la retraite du poisson lorsque les eaux se retirent. Ils sont obligés de faire une étude journalière des endroits les plus solides; autrement ils courrent risque d'être engloutis dans les sables mouvants. La mer monte chaque jour sur ce premier plan, même dans la morte eau ; elle y dépose des quantités considérables de corps marins, des méduses, des petits poissons, des écumes, etc.

Le second plan est plus élevé et déjà consolidé ; il est le plus rapproché des terres et par conséquent le plus anciennement formé. Il est entrecoupé de flaques, restes des rigoles formées par les courants d'eaux. La mer ne le couvre que dans les hautes marées. Ses flaques se remplissent de petits poissons, de crustacés abandonnés par les eaux, et comme elle est longtemps sans y revenir, les grandes chaleurs dessèchent jusqu'aux dernières flaques, qui livrent alors à la putréfaction tous les petits corps marins auxquels elles servaient de refuge. Les émanations qui s'en dégagent empoisonnent l'air, et il suffit de parcourir ces marais le soir pour se convaincre de leur fétidité.

Mais tous ces marais sont mobiles ; quand ils ont atteint leur plus grande étendue par l'éloignement de la Seine qui est alors voisine des côtes opposées, le courant se rapproche peu à peu, il mine insensiblement les terres et finit par les faire disparaître entièrement. Alors le pays se trouve délivré pour quelques années des exhalaisons insalubres, puis il s'éloigne de nouveau ; les marais se rétablissent, rapportant avec eux les mêmes causes de maladie ; il se promène ainsi dans une largeur d'une à deux lieues. Son rapprochement fait disparaître les maladies, son éloignement les ramène : mais en revanche, il est une cause de richesse pour les propriétaires riverains, parce que tous les marais qui se forment en face leurs terres leur appartiennent. Par cette raison, leurs revenus triplent et quadruplent. Mais ces richesses ne sont que temporaires, subordonnées aux mouvements du fleuve : elles disparaissent et reviennent au gré de ses caprices ; leurs possesseurs n'y comptent nullement. Ils en profitent tant qu'elles existent comme d'un bien accidentel et fugitif. En résumé, dans les saisons chaudes, la présence des marais est toujours accompagnée de l'apparition des fièvres dont le nombre et la gravité sont constamment en rapport avec l'état plus ou moins mauvais et l'étendue de ceux-ci.

Je désire appeler l'attention du Gouvernement sur les moyens que je propose (1). Je crois, que si on les met en pratique, les fièvres intermittentes disparaîtront en grande partie de notre pays. J'ai démontré la fréquence de ces maladies, les ravages qu'elles occasionnent ; je pense avoir fait connaître leurs principales causes. J'ai dit que la décomposition des matières animales et végétales laissées à nu sur le sol produit les émanations les plus funestes. J'ajouterai aujourd'hui ce que d'autres ont écrit avant moi, que la réaction de ces substances les unes sur les autres sous l'influenee du mélange des eaux douces et des eaux salées, peut encore donner aux détritus putréfiés un caractère délétère spécial. Je vais donc indiquer les travaux qui doivent être exécutés si l'on veut obtenir la destruction des fièvres de la basse Seine. J'ai réfléchi depuis

(1) Déjà, il y a deux ans, j'ai livré à la presse locale quelques considérations sur les fièvres endémiques. J'ai exposé à la population les moyens que je croyais capables d'assainir Graville. Depuis, des travaux utiles ont été exécutés. Les eaux vives de la Lézarde vont bientôt parcourir les criques et les mares qui exhalaient naguère des miasmes pestilentiels. J'aime à croire que mes conseils n'ont pas été tout à fait étrangers à la mesure adoptée par la sollicitude de l'autorité.

On trouvera, à la fin de cet ouvrage, l'article que j'ai publié à ce sujet.

plusieurs années aux avantages que ces travaux doivent produire : rien n'est plus capable de fixer l'attention d'un médecin que ces grandes causes d'insalubrité qui déciment les populations. Je me plais à espérer que mes vœux et mes conseils seront écoutés par les hommes qui exercent une grande influence dans l'état, car sans leur appui et leur concours mes souhaits seraient impuissants et stériles. Les gouvernements de tous les pays où la civilisation a régné, se sont efforcés, comme je l'ai déjà dit, de rémédier aux causes d'insalubrité qui tourmentaient les peuples. Les Pharaons en Egypte, les évêques à Rome, ont cherché à délivrer leurs pays des maladies qui les minaient. Il est dans l'esprit du gouvernement de notre époque de donner ses soins à tout ce qui peut améliorer la condition des peuples. Or, la santé est un bien sans lequel tout devient inutile. Il est donc de première nécessité d'éloigner tout ce qui lui est nuisible. Et quoique la médecine, à force de travaux et de recherches, soit arrivée à découvrir des médicaments presqu'infaillibles contre la redoutable maladie qui nous occupe, il est encore bien préférable d'empêcher son développement que de la guérir une fois produite.

Je pense qu'il est presque toujours possible de

détruire le principe des fièvres dans tous les pays. Je suis convaincu que ce but est surtout facile à atteindre dans le nôtre en particulier. Pour cela, il suffirait de canaliser la basse Seine, afin de la contenir dans un lit fixe ; bientôt les marais se consolideraient ; on donnerait ensuite un écoulement à leurs eaux au moyen de fossés et de rigoles. La mer y monterait encore quelque temps, mais comme elle dépose, l'élévation du sol atteindrait promptement la hauteur des plus grandes marées : les terres une fois délivrées des inondations pourraient être rendues à la culture. Ainsi disparaîtraient ces foyers infects qui désolent nos populations depuis tant de siècles. Mais l'Etat seul peut exécuter ces grands travaux ; il est digne de notre gouvernement de faire de grandes choses dans l'ordre matériel comme dans l'ordre intellectuel. Aussi j'espère que mes désirs seront réalisés. Je l'espère d'autant plus que la mesure que je propose aurait une double utilité, car elle serait en même temps favorable à la navigation. La mobilité de la Seine, la formation rapide de bancs exigent de nos marins une surveillance journalière, souvent en défaut, comme l'attestent les innombrables naufrages qui se renouvellent à chaque instant. L'observation de l'homme est en effet impuissante à suivre les attérissements qui changent de place et se forment à toutes les marées. Or ces travaux , quelque grands qu'ils soient , s'exécuteraient sans coûter au pays des sommes aussi énormes qu'on pourrait le penser à la première idée, si une loi conférait à l'état la propriété des terrains qui seraient consolidés par la canalisation du fleuve. Ceci n'aurait rien d'injuste, puisque présentement ces terres ne sont pour les riverains qu'une possession accidentelle et momentanée, et par conséquent sur laquelle ils ne peuvent compter. Si donc une loi conférait au gouvernement la propriété des terres que la canalisation du fleuve rendrait à la culture, il trouverait dans leur vente ou leur location une indemnité égale et peut-être supérieure aux dépenses qu'il serait obligé de faire : ce dont il est facile de s'assurer par des études géométriques.

FRAGMENT.

Fragment *d'un article inséré, par l'auteur, dans le* JOURNAL DE L'ARRONDISSEMENT DU HAVRE, *ayant pour titre :*

DE LA NÉCESSITÉ

D'établir un Courant d'Eau dans le Canal Vauban

POUR ASSAINIR LES COMMUNES

DE

GRAVILLE, LEURE ET SAINTE-MARIE.

« On aura une juste idée de l'influence pernicieuse des émanations qui se produisent dans le canal Vauban si l'on considère que leur nature est identique à celle des miasmes qui proviennent des matières déposées par les inondations périodiques des fleuves et des mers. On sait que ces miasmes sont tellement funestes qu'ils donnent lieu, selon les différentes conditions d'hygrométrie, de température, de climat ; ici à la peste, ailleurs au choléra morbus, ailleurs encore à la fièvre jaune (1) ....
....

(1) Voir pour plus amples détails le journal de l'*Arrondissement du Havre* du 4 juin 1844.

» Les effets que produisent en grand les inondations périodiques des fleuves et des mers se reproduisent en petit, mais d'une manière identiquement la même dans les marais de l'Heure et le canal Vauban, car ce canal se trouve tout à fait dans la même position que les terrains exposés aux débordements périodiques des fleuves mobiles. En effet, alimenté l'hiver par les pluies et l'égoût des terres, il reste plein d'eau pendant toute cette saison ; mais au printemps, lorsque la chaleur arrive, cette eau s'évapore, le canal se dessèche et le sol est jonché d'une infinité de cadavres de petits poissons et de détritus de végétaux en décomposition. Çà et là des flaques, des mares restent encore pleines d'eau, renfermant en bien plus grand nombre que le lit du canal, les poissons qui s'y réfugient ; mais lorsque la chaleur devient plus grande, ces flaques elles-mêmes se dessèchent et laissent exposées à l'action de l'air et du soleil, des quantités considérables d'animaux et de plantes aquatiques qui entrent bientôt en putréfaction et deviennent des foyers de miasmes.

» Si le desséchement une fois opéré le canal restait sans eau jusqu'à l'hiver suivant, cette cause de maladie, déjà si funeste, ne se produirait qu'une fois. On en calculerait l'époque et l'on pourrait s'y soustraire, en s'éloignant momentanément ; mais ce qui est le plus fâcheux, c'est que ce foyer d'insalubrité se reproduit deux fois au moins chaque mois pendant tout l'été ; car voici ce qui a lieu : Le canal, comme je l'ai déjà dit, n'est plus entretenu pendant les chaleurs par les eaux pluviales, mais par la mer, qui ne lui envoie d'eau que deux fois le mois, c'est-à-dire aux grandes marées ; alors seulement il se remplit, puis ses eaux s'écoulent bien vite, et à peine le lit et les flaques sont-ils desséchés, que la mer, qui avait cessé de monter pendant la morte eau, venant à prendre *du revif,* franchit les digues ou s'introduit par les écluses qui font communiquer le canal avec elle et l'inonde en quelques instants. Alors il présente l'aspect d'une rivière navigable :

maïs cet état est malheureusement de courte durée. Bientôt la mer perd de nouveau, et en peu de jours il redevient à sec, laissant sur le sol et dans les flaques, qui elles-mêmes se dessèchent promptement, de nouveaux détritus de végétaux et d'animaux, dont la putréfaction s'opère aussitôt et donne naissance à de nouveaux miasmes. Ainsi ces matériaux de décomposition, et partant de maladie, réapparaissent à toutes les nouvelles mers, c'est-à-dire deux fois au moins tous les mois pendant l'été.

» Ne vous étonnez plus maintenant si ces belles contrées de Graville-Leure, si ces admirables sites, dignes de l'Italie, sont souvent dévastés par la maladie et la mort, si ces riantes maisons de campagne, au lieu d'être le séjour de la vie et de la joie, sont souvent habitées par la tristesse et la douleur.

» Vous qui bâtissez des villas splendides comme celles des Romains, prémunissez-vous donc contre ces miasmes pestilentiels si redoutables ; assainissez avant d'embellir. Qu'importe le luxe de vos habitations, si vos femmes, vos enfants et vous-mêmes en êtes sans cesse à redouter la mort au milieu de vos préparatifs de fêtes et de vos projets de fortune? Pouvez-vous donc jouir de vos richesses sans la sécurité calme et sans la santé? Faites disparaître sans retard ce bourbier infect, dont les exhalaisons vous empoisonnent lentement! Employez à sa destruction une modique partie de cet argent dont vous êtes si prodigues pour l'ornement de vos demeures, chose en résumé bien secondaire! Faites creuser (ce ne sont pour vous que des jeux d'enfants) au milieu de ce canal un lit de quelques mètres ; vous l'arroserez avec le trop plein de la rivière d'Harfleur, dont l'eau pure et saine vous donnera des fontaines et des étangs, nouvelles causes d'agréments pour vos maisons de campagnes ; car l'eau est la vie des terrains. Sans elles ils sont uniformes et muets comme le désert. Elle alimentera aussi vos manufactures naissantes et vos machines à vapeur! Et alors vous habiterez sans crainte

vos luxueuses demeures ; car vous n'aurez plus à redouter
cette cause d'insalubrité dont la gravité est bien sérieuse et
bien digne de vos considérations. C'est cette cause, qui suivant qu'elle obéit à certaines conditions de chaleur, d'hygrométrie et de température ; c'est cette cause , je vous le répète,
qui produit ici la peste, là le choléra morbus, ailleurs la fièvre
jaune, chez vous..... la maladie que vous connaissez et dont
je n'ai pas besoin de vous dire le nom.

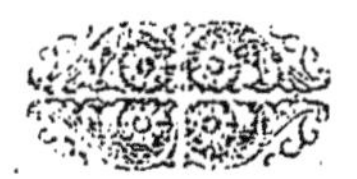

CHAPITRE QUATRIÈME.

CHAPITRE CINQUIÈME.

CHAPITRE SIXIÈME.

CHAPITRE SEPTIÈME.

CHAPITRE HUITIÈME.

CHAPITRE NEUVIÈME.

FRAGMENT

ERRATA.

Page 5, ligne 4, incertitude........... lisez : *incertitudes.*

Page 6, ligne 8, ces dangers........... lisez : *ses dangers.*

Même page, ligne 10, domicle........... lisez : *domicile.*

Page 9, ligne 17, leurs émanations....... lisez : *ces émanations.*

Page 13, ligne 13, envie de vomir........ lisez : *envies de vomir.*

Page 31, ligne 26, cadavres............ lisez : *animaux.*

Page 34, ligne 9, période............. lisez : *périodes.*

Page 40, ligne 18, auront.............. lisez : *ont.*

Page 44, ligne 10, vu................. lisez : *vue.*

Page 166, ligne 13, richesse............ lisez : *richesses.*

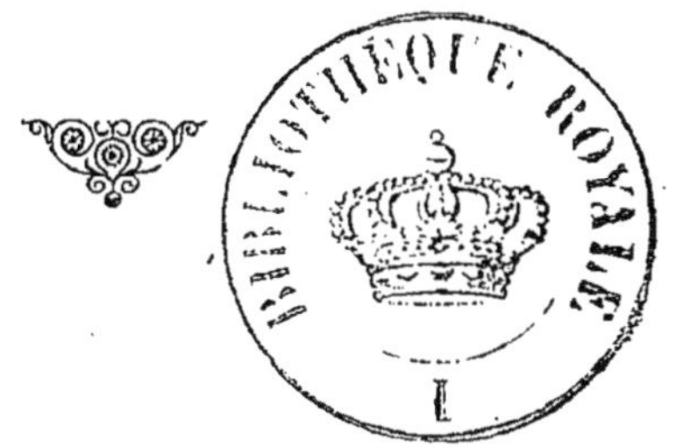